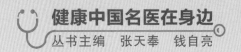
健康中国名医在身边

丛书主编 张天奉 钱自亮

推走疾病
小儿推拿一本通

王之虹◎主编

U0263800

SPM 南方出版传媒

广东科技出版社 | 全国优秀出版社

·广州·

图书在版编目（CIP）数据

推走疾病：小儿推拿一本通 / 王之虹主编. —广州：广东
科技出版社，2022.1
（健康中国名医在身边/张天奉，钱自亮主编）
ISBN 978-7-5359-7754-0

Ⅰ．①推⋯　Ⅱ．①王⋯　Ⅲ．①小儿疾病－推拿
Ⅳ．①R244.15

中国版本图书馆CIP数据核字（2021）第205457号

推走疾病——小儿推拿一本通
TUIZOU JIBING—XIAO'ER TUINA YIBENTONG

出 版 人：严奉强
责任编辑：曾永琳　汤景清
封面设计：友间文化
插图绘制：谢惠华（艾迪）　李抒颖　刘乐施
责任校对：李云柯
责任印制：彭海波
出版发行：广东科技出版社
　　　　　（广州市环市东路水荫路11号　邮政编码：510075）
销售热线：020-37607413
http://www.gdstp.com.cn
E-mail：gdkjbw@nfcb.com.cn
经　　销：广东新华发行集团股份有限公司
印　　刷：广州市彩源印刷有限公司
　　　　　（广州市黄埔区百合三路8号　邮政编码：510700）
规　　格：787mm×1 092mm　1/16　印张12　字数240千
版　　次：2022年1月第1版
　　　　　2022年1月第1次印刷
定　　价：49.80元

健康中国名医在身边
丛书编委会

主　编　张天奉　钱自亮

副主编　冯　军　韩　霞　张恩欣　周　晓
　　　　　钟印芹　李燕如

编　委　王利军　毛东伟　左国杰　朴春丽
　　　　　杨俊兴　吴云天　吴文江　吴学敏
　　　　　张智伟　夏仕俊　徐卫方　唐新征
　　　　　崔韶阳

本书编委会

主　编　王之虹

副主编　卓　越　刘　超

编　委　吴云天　叶敏莹　杨雪梅　连纪伟

　　　　　游　旅　曾大平　陈皆颖　莫文倩

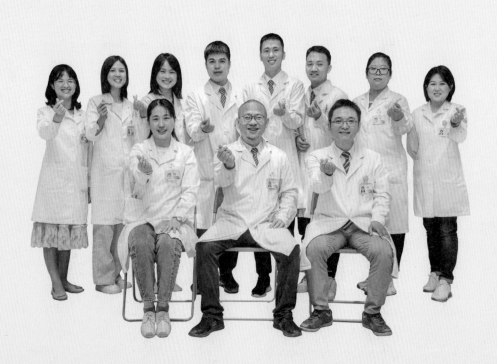

仝序

　　近年来，如何预防"亚健康"状态成为社会上的热门话题。随着生活水平的提高，人们对自身健康的要求也有了进一步的提高，对健康的关注焦点从"能治病、治好病"逐渐转变为"不生病、少生病"。预防疾病的发生，成为绝大部分人的新需求、新期待。

　　党和国家高度重视人民健康。早在2016年，中共中央、国务院就印发了《"健康中国2030"规划纲要》（以下简称《规划纲要》），并发出通知，要求各地区各部门结合实际认真贯彻落实。《规划纲要》提出"充分发挥中医药独特优势"，要求提高中医药服务能力，发展中医养生保健治未病服务，推进中医药继承创新。2019年，国家卫生健康委员会也制定了一份详尽的发展战略《健康中国行动（2019—2030年）》，战略中提到要树立"大卫生、大健康"理念，并坚持预防为主、防治结合的原则，以基层为重点，以改革创新为动力，中西医并重。

　　在这一时代背景下，本套丛书应运而生，旨在引导群众建立正确的健康观，形成有利于健康的生活方式、生态环境和社会环境，促进以治病为中心向以人民健康为中心转变，响应国家"健康中国"战略号召，推动我国中医药事业的发展，推动医疗卫生工作重心下移、医疗卫生资源下沉，普及医学知识，提高大众对医学常识的掌握程度。

　　在为大众带来健康知识的同时，本套丛书也为发扬中医精神，强调中医"治未病"理念尽了一份力。本套丛书普及了中医药知识，并有大量易于掌握的中医保健方法。读者可以自学、自用，在家进行保健活动，将中医药优势与健康管理结合，从而实现中医药健康养生文化的广泛传播和运用。同时，本套丛书由各科中医药带头人担任主编，实现了对当代名中医经验的传承与弘扬。书中内容结合现代人的生活特点，既有传承又有创新，打造了适合当代人保健养生的新方法，是对中医药文化的创新性发展。

本套丛书以生活保健为主要内容，从常见病和生活保健知识入手，向大众提供可行的健康指导和常识科普。本套丛书从知识性来说，是专业、翔实的；从风格来说，是轻松、活泼的。本套丛书选取了大众较为熟悉的健康议题，有颈肩腰腿痛、骨科疾病、肛肠疾病、肺病、心脏病、甲状腺疾病和睡眠问题这类生活中常见的健康问题，也有糖尿病这种在中国发病率较高、受到广泛关注的慢性病，此外，还特别关注了女性和儿童的健康问题，选取了乳房知识、孕产知识和小儿推拿等议题来进行科学普及。每一册书都有自己的特点，例如《手到痛除——颈肩腰腿痛一本通》一书着重讲解了针对颈肩腰腿痛的按摩、训练方法，《防"糖"大计——糖尿病一本通》则详细介绍了糖尿病从发病机制到应用药物的知识。对于普通读者来说，这是一套十分适合在平时翻阅、查询的手边保健书；而对于中医人来说，这也是一套真正能够走入群众中去，"接地气"的中医普及书。

中国科学院院士

2021年12月5日

沈序

中共中央、国务院高度重视人民卫生健康事业。2016年8月，习近平总书记在全国卫生与健康大会上强调"没有全民健康，就没有全面小康"，又做了具体阐明："健康是促进人的全面发展的必然要求，是经济社会发展的基础条件，是民族昌盛和国家富强的重要标志，也是广大人民群众的共同追求。"

2016年，中共中央、国务院发布了《"健康中国2030"规划纲要》，确立了"以人民健康为中心"的大健康观。《规划纲要》中提到要发挥中医"治未病"的优势，指明要发挥中医药在慢性病防治中的作用。

国家中医药管理局启动了"治未病"健康工程，并制定出台了《中医医院"治未病"科建设与管理指南（试行）》，这不仅为"治未病"学科建设增加了更多使用内涵，更为提升全民健康素质做出了重大决策。

早在几千年前，我们的祖先就已提出"治未病"的学术观点，并传承至今。《黄帝内经·素问·四气调神大论篇》曰："是故圣人不治已病治未病，不治已乱治未乱，此之谓也。夫病已成而后药之，乱已成而后治之，譬犹渴而穿井、斗而铸锥，不亦晚乎！"国家提出的"健康中国"概念与中医"治未病"的思想不谋而合。对于疾病的防治，关键在一个"早"字，疾病要早预防、早治疗，才能把疾病对人体的损害控制在最低程度。对于国家来说，提高人民的健康水平，就需要将疾病防控的重点落在基层，让"医疗资源下沉"；而对于广大人民群众来说，掌握健康与疾病的基本知识是预防疾病的关键和基础。

上工治未病，"健康中国名医在身边"这个系列，即是为了让广大人民群众掌握健康与疾病的基本知识而出版的一套丛书。此丛书从广大群众感兴趣的防治议题入手，把复杂的、难以理解的专业术语，用通俗易懂的语言表达出来，起到了较全面地普及常见疾病防治知识的作用。丛书内容生动丰富，简易实用，较全面地涵盖了中医药防治疾病的基础知识，弘扬了中医学防治疾病的精神内涵。此套丛书实用价值高，它普及了大健康概念，尤其对指导广大人民群众正确预防疾病、促进患者早日康复大有益处，诚属难能可贵之作，故乐而为序。

国医大师 沈宝藩

2021年12月6日

前言

　　中医药是中华文明的瑰宝，护佑中华民族繁衍生息，让中华儿女屹立于世界民族之林。饱经岁月磨砺与历史沉淀的中医药学，包含着中华民族几千年的健康养生理念及其实践经验，凝聚着中华民族的博大智慧。在应对卫生挑战、推进卫生合作、推动完善公共卫生治理方面，中医药潜力无限，日益发挥着独特而重要的作用。

　　与此同时，在世界范围内，中医药正在得到越来越多的认可。2019年5月，第七十二届世界卫生大会审议通过了《国际疾病分类第十一次修订本》，首次将起源于中医药的传统医学纳入其中。民族的才是世界的，中医药将为全球健康管理贡献中国智慧、中国方案。

　　2016年10月，中共中央、国务院印发了《"健康中国2030"规划纲要》，《规划纲要》以提高人民健康水平为核心，从健康生活、健康膳食、健康体质、健康服务、健康保障、健康环境、健康产业、卫生体制八大方面全面解读了健康热点问题，普及了健康中国的基本知识，揭示了健康中国的战略意义，描绘了健康中国的美好远景，推动了健康中国战略的有效落地。

　　为了响应健康中国建设，我们通过编辑出版"健康中国名医在身边"丛书，以专家的视角和权威的声音，普及中医药的相关基本知识，提高大众对医学常识的掌握程度，特别是为常见病、慢性病患者提供防治指导，以提高他们的生活质量，同时解读社会关注、百姓关切的健康热点问题，倡导自主自律的健康生活方式。

"健康中国名医在身边"丛书将分辑出版，旨在使读者读有所得、读有所获。健康是促进人们全面发展的必然要求，是经济社会发展的基础条件。实现国民健康长寿，是国家富强、民族振兴的重要标志，也是全国各族人民的共同愿望。希望本丛书能为推进健康中国建设，提高人民的健康水平贡献自己的一份力量。

目录
Contents

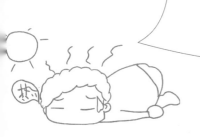

孩子的健康，父母来守护

虽然心急如焚，仍可临危不乱

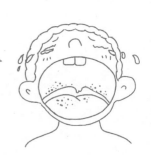

父母有多用心，孩子就有多健康

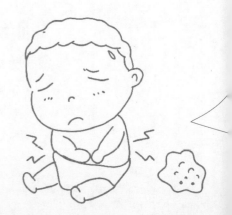

目录
Contents

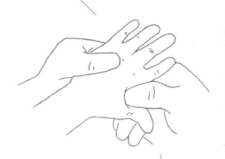

附录

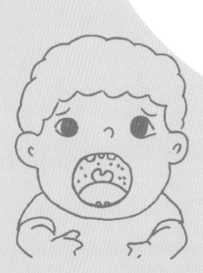

孩子的健康，
父母来守护

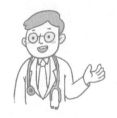

打开人体宝库
——小儿推拿

　　我们的老祖宗给我们留下了两个大宝库。一个存放于大自然，各种植物、动物和矿物，通过特定的方法，变成中药，是"外药"；另一个存放于人体，是"内药"。

　　为什么说人体中也有宝库呢？实际上，人体本身就拥有一个保卫装置——免疫系统，当外界的有害物质侵犯人体的时候，人体会调动免疫系统，抵御病原菌侵犯并进行自我修复。比如说，我们不小心受了点皮外伤，即使有时候没有去注意它，它也会很快结痂，几天后结痂脱落，皮肤会有点小瘢痕，再过几天就能恢复原样。这就是人体自身的宝库。

　　给孩子做推拿，就是为了激发孩子体内的宝库，调节其功能使其发挥"内药"的作用，使身体达到阴阳平衡，从而治愈疾病。

　　父母用双手对孩子进行推拿，就可以主动去应对疾病，让孩子气血调和、经络通畅、阴阳平衡、正气充足，这样才能不得病、少得病。此外，孩子得病后传变较快，易发生危急状态，小儿推拿可以起到预防发病、防止传变以减少危急病症发生的作用。

　　那么推拿有什么原则吗？当然有，首要就是应根据阴阳平衡的原则来进行小儿推拿。

在进行小儿推拿时，家长还应注意以下方面：

（1）推拿时要选择舒适安静的房间，注意孩子的体位姿势，原则上以使孩子舒适为宜，并能消除其恐惧感，同时还要便于操作。

（2）操作前要准备好将要使用的介质，常用的介质包括滑石粉、玉米淀粉、茶籽油、润肤油，它们能起到润滑皮肤的作用，也可使用葱姜水、薄荷水、植物精油等增强疗效。

（3）要注意手部卫生，操作前应修剪指甲、洗手，不要佩戴饰品，以免刮伤孩子的皮肤。

（4）操作顺序依次为上肢、头面、躯干、下肢，上肢的腧穴只选单侧操作即可。

（5）小儿推拿手法操作时间的长短，应根据病情、体质而定，因病、因人而异。

（6）一般来说，推法、揉法运用较多，摩法用的时间较长。运用掐法、按法时，手法要重、少、快。

（7）如果仅推拿一侧手部穴位，可不论男女，首选左手。

（8）做小儿推拿后，应注意避风，忌食生冷。

（9）禁忌证包括急性传染病、出血倾向性疾病、骨折及皮肤病，如患有诊断不明的疾病也不予推拿治疗。

通过按摩，父母不仅能够守护孩子的健康，还能与孩子进行肢体语言交流，促进父母与孩子之间的感情。

总的来说，作为父母，学好小儿推拿，就可以提升小儿身体里的阳气，促进阴阳平衡，让小儿百病不生。

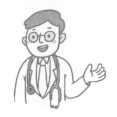

从小抓起，越长越壮
——小儿捏脊

捏脊疗法是小儿推拿疗法中极为重要的一种，它主要是通过捏、提等推拿手法作用于背部的督脉和足太阳膀胱经。对于健康的孩子，捏脊疗法可使其五脏六腑功能趋于完善，并可通过提升其脏腑功能、促进全身气血运行，达到强身健体的效果。

为什么要向大家推荐捏脊疗法呢？

（1）大脑从头颅往下延伸就是我们的脊髓，脊髓位于脊柱中，再从脊柱延伸出大量神经组织，脊背的皮肤就是我们捏脊的部位。我们的大脑通过脊髓和神经指挥五脏六腑与躯干四肢的生命活动，捏脊可以通过刺激脊髓的不同部位和由此处发出的神经，调节该段神经所支配的部位，还能促进孩子全身气血通畅。

（2）儿童的脊柱两侧有著名的"华佗夹脊"穴，它其实是一组穴位的合称，这些穴位都在脊椎间的间隙旁，一侧有17个穴位，两侧即34个。在"华佗夹脊"穴旁边还有位于膀胱经第一侧线、膀胱经第二侧线的穴位，像脾俞、肺俞、肾俞、心俞、肝俞等，这些穴位对应着人身体的五脏六腑。捏脊疗法，可以通过刺激这些穴位和经络，改善孩子的脏腑功能，提高孩子的正气，正所谓"正气存内，邪不可干"，从而减少孩子发病的概率。

（3）督脉位于人体脊柱中间，属于奇经八脉。督脉的作用就是"总督一身之阳气"，我们身体上的六条阳经都与督脉交汇在大椎上，督脉行脊里，入络脑，又络肾，与脑、髓、肾关系密切，可反映脑、髓、肾的生理功能和病理变化。《本草纲目》称："脑为元神之府。"经脉的神气活动与脑有密切关系，督脉与人的神志、精神状态密切相关。所以，经常捏脊，可以让小儿阳气充足、精力充沛，还有助于智力发育。

那应该怎么捏脊呢？我们可以让孩子舒服地俯卧在床上，双手拇指与食指并拢，将孩子的皮肤捏拿起来，从龟尾沿脊柱向上捏，左右两手交替进行，按照推—捏—捻—放的顺序，一直捏到大椎为止。每天捏1～2次，每次捏5～10遍，孩子脊柱两侧皮肤微有潮红即可。在第4遍或第5遍捏拿时，每捏捻3下后提拉1下，这样可以加强刺激，增加疗效。

小儿捏脊疗法是一个良好的保健、防病治病措施，但贵在坚持，只要有恒心坚持下去，一定可得到意想不到的收获。

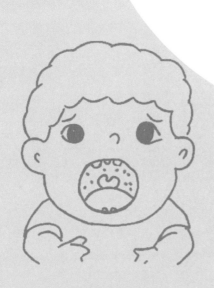

虽然心急如焚，
仍可临危不乱

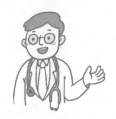

发热成长必经路，
精神充足少服药

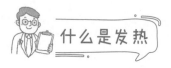

什么是发热

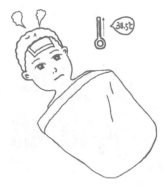

　　发热指体温异常升高，是每个孩子成长过程中都会经历的。正常小儿的腋温在36.1~37℃波动，若腋温超过38.5℃，则应及时应用退热药物，以免诱发热性惊厥。但若腋温低于38.5℃，且孩子精神头充足、吃吃喝喝、玩玩闹闹基本不受影响的话，小儿推拿就派上用场啦！

　　在介绍手法之前，再次提醒各位家长，如果你的孩子出现高热不退、精神萎靡不振伴呕吐、腹泻或小便减少，局部或全身性肌肉痉挛及强直性抽动等症状，请及时到正规医疗机构就诊，切不可盲目应用小儿推拿退热哟！

　　那么，孩子发热，小儿推拿该怎么做呢？

小儿推拿治疗发热

开天门

位置　两眉中间至前发际成一直线。

操作　用拇指指腹在穴位上做直线推
　　　动，两拇指自下而上交替直推，推
　　　150次。

功效　疏风解表、醒脑、镇惊安神。

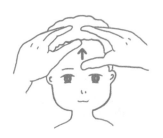

推坎宫

位置　眉头沿眉心向眉梢成一横线。

操作　用拇指侧面或指腹自眉心向眉梢做
　　　分推，推150次。

功效　疏风解表、明目。

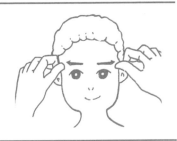

揉太阳

位置　眉后凹陷处。

操作　用食指或中指指腹于太阳穴处揉
　　　动，揉50次。

功效　疏风解表、开窍醒神、发汗。

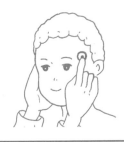

清肺经

位置　无名指指面，由指尖至指根成一直线。

操作　指腹着力，由指根向指尖直推，称"清肺经"，推300次。

功效　清肺化痰、止咳平喘、透疹止痒。

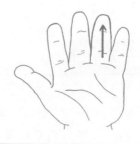

清天河水

位置　前臂内侧正中腕横纹至肘横纹成一直线。

操作　食指和中指并用，从手腕推向手肘，称"清天河水"，推300次。

功效　清热解表、除烦、凉血、利尿。可治疗一切热性病症，清热而不伤阴。

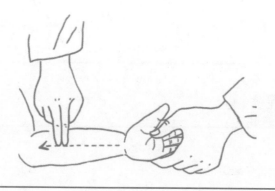

温馨提示

1．应保持孩子房间空气流通，孩子衣着应轻薄舒适。

2．首选物理降温（用退热贴、多喝水），还可进行温水擦浴或洗温水澡。

3．鼓励孩子补充足够的水分，谨防过度发汗后脱水。可让孩子喝稀释果汁和口服补液盐溶液。

4．谨遵医嘱，切忌盲目用药。

5．如果孩子体温下降后精神状态未好转，或孩子以前有过高热惊厥，应及时就医。

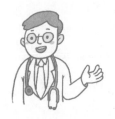

口中白雪鹅口疮，
心火旺盛是根源

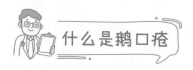

什么是鹅口疮

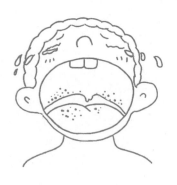

　　鹅口疮是以口腔黏膜上出现白色苔状物为特征的疾病，好发于1岁以内的小儿，常反复发作，发作时小儿会哭闹、吞咽困难甚至拒绝吸奶，使家长十分困扰。现代医学认为本病主要由于白色念珠菌感染所致，治疗主要为局部应用或口服抗真菌制剂。中医学认为该病多由心脾积热或肾阴亏损、虚火上炎引起，小儿推拿可滋阴降火、清心脾之热，从而达到治疗效果。

　　那么，孩子得了鹅口疮，小儿推拿该怎么做呢？

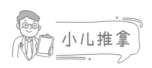 小儿推拿

揉板门

位置 手掌大鱼际中部。

操作 用拇指指端顺时针或逆时针方向揉，称为揉板门或运板门，揉300次。

功效 健脾和胃、消食化滞。

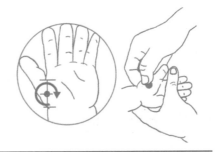

推小横纹

位置 手掌面，食指、中指、无名指、小指掌指关节横纹处。

操作 将四指并拢，拇指端外侧缘着力，从食指横纹滑向小指横纹，推300次。

功效 化食积、消胀满。

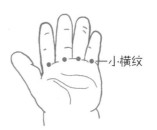

小·横纹

揉小天心

位置 手掌根部，大鱼际与小鱼际相接处凹陷中。

操作 用大拇指端掐揉小天心，揉300次。

功效 发汗、解肌、镇惊、安神。也适用于眼部诸疾。

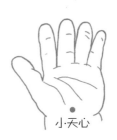

小·天心

揉大椎

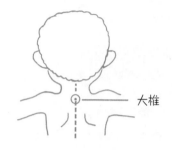

大椎

位置 颈后突起最高点下端凹陷处。

操作 用拇指指端或掌根为着力点，做轻柔和缓的按揉，揉100次。

功效 清热解表、发汗。

推下七节骨

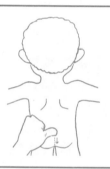

位置 第4腰椎棘突至尾椎骨骨端（长强穴）成一直线。

操作 食指、中指指腹着力，沿尾椎骨由上至下直推，称"推下七节骨"，推100次。

功效 清泻、通便。

温馨提示

1.为了防止该病反复，平时应注意抗生素的合理应用。

2.要注意宝宝的奶瓶、餐具的日常清洁。对于母乳喂养的宝宝，妈妈乳头的清洁至关重要。

3.重症鹅口疮可能蔓延至气管、肺部，家长应密切关注孩子的精神状态，如果孩子精神萎靡，或病情出现其他变化，应及时就医，以免延误治疗。

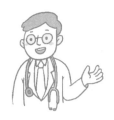

颊腮风肿腮腺炎，
一年四季均可发

什么是腮腺炎

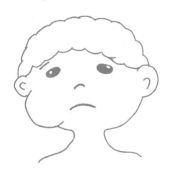

　　腮腺炎中医称"痄腮"，是感染外感时邪（腮腺炎病毒）导致的一种急性呼吸道传染病，主要症状有发热、耳下腮部肿胀疼痛。本病常见于冬春两季，两岁以上小儿多发，预后相对较好，少部分患儿因自身体质虚弱或邪毒炽盛，会出现邪陷心肝、毒窜睾腹之变证。

　　该病潜伏期最长可达830天，它主要通过飞沫进行传播。小儿在患病期间需进行隔离，饮食应以流质或半流质食物为主。缓解腮腺炎的方法有很多，小儿推拿就是其中一个方法。

　　那么，孩子得了腮腺炎，小儿推拿该怎么做呢？

小儿推拿治疗腮腺炎

揉合谷

位置 手背第1、第2掌骨之间，第2掌骨中点桡侧。

操作 用拇指指端按揉，以酸胀为度，揉100次。（小窍门：指压时朝食指方向用力，疗效更好。）

功效 清热、止痛、安神。

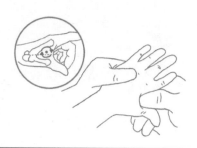

清天河水

位置 前臂内侧正中腕横纹至肘横纹成一直线。

操作 食指和中指并用，从手腕推向手肘，称"清天河水"，推300次。

功效 清热解表、除烦、凉血、利尿。可治疗一切热性病症，清热而不伤阴。

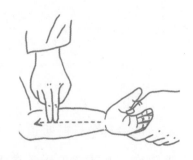

退六腑

位置 前臂尺侧缘，肘腕之间的一条直线。

操作 食指、中指指腹着力，沿前臂尺侧缘从手肘推向手腕，称"退六腑"，推300次。

功效 清热利尿、凉血、解毒、通便、泻热。可用于一切实热证。

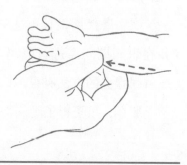

按揉翳风

位置　耳垂后方，耳后高骨和下颌角之间的凹陷处。

操作　用拇指或食指按揉（以孩子感觉喉咙发紧、唾液分泌增多为最佳），揉15～20次。

功效　醒神通窍、祛风散寒、活血通络止痛。

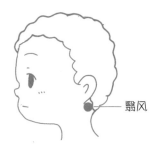

翳风

温馨提示

1. 饮食宜清淡，应让孩子进食易消化的流质、半流质食物，避免食用刺激性食物。

2. 隔离期间，应保持室内空气流通。

3. 注意口腔卫生清洁。

4. 可用仙人掌、蒲公英等药物局部外敷，以减轻脸部肿胀感。

5. 若孩子腮腺肿痛减退，体温反而升高，应及时前往医院就诊，如果是男孩，则更应关注病情进展，避免继发睾丸炎。

6. 须隔离至腮腺肿痛消退一周后，否则仍有传染性。

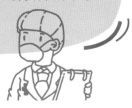

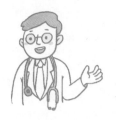

不应切除扁桃体，
肺热根源应清除

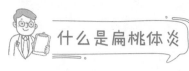

什么是扁桃体炎

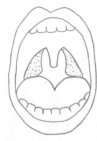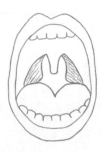

扁桃体炎中医称"乳蛾"，是指咽喉部两侧的扁桃体充血、红肿、疼痛，可伴发热、吞咽困难或食欲减退，冬春多发。扁桃体炎反复发作可转变为慢性扁桃体炎，导致扁桃体增生肿大，严重则可影响呼吸、发音，又可因咽异物感而致小儿不断清嗓，造成家长的困扰。

得了扁桃体炎，要不要切除扁桃体呢？扁桃体是一个重要的免疫器官，若肿大没有超过3度或病情未影响正常生活，可以先用中医的办法来调理试试，本病的治疗不只限于药物及手术，小儿推拿治疗亦可取得良好效果。

那么，孩子颈肿咽痛，小儿推拿该怎么做呢？

小儿推拿治疗扁桃体炎

掐少商

位置　大拇指指甲角旁开0.5寸。

操作　用拇指指甲掐少商，以酸痛为度，
　　　掐10次。

功效　清热利咽、醒脑开窍、通利咽喉。

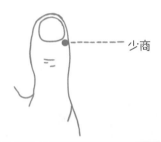

少商

清肺经

位置　无名指指面，由指尖至指根成一直
　　　线。

操作　指腹着力，由指根向指尖直推，称
　　　"清肺经"，推300次。

功效　清肺化痰、止咳平喘、透疹止痒。

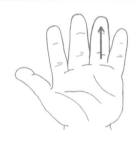

清大肠经

位置　食指桡侧缘，自指尖至虎口成一直线。

操作　拇指侧面或指腹着力，由指根向指端方
　　　向直推，称"清大肠经"，推300次。

功效　清利肠腑、除湿热、导积滞。

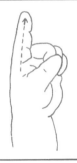

揉合谷

位置 手背第1、第2掌骨之间，第2掌骨中点桡侧。

操作 用拇指指端按揉，以酸胀为度，揉100次。（小窍门：指压时朝食指方向用力，疗效更好。）

功效 清热、止痛、安神。

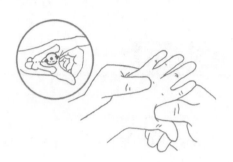

揉天突

位置 胸骨切迹上缘，凹陷正中。

操作 食指、中指指端着力，和缓地按揉，揉150次。

功效 理气化痰、止咳平喘、降逆止呕。

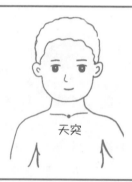

天突

清天河水

位置 前臂内侧正中腕横纹至肘横纹成一直线。

操作 食指和中指并用，从手腕推向手肘，称"清天河水"，推300次。

功效 清热解表、除烦、凉血、利尿。可治疗一切热性病症，清热而不伤阴。

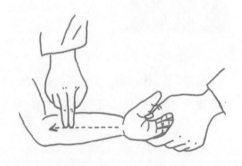

捏脊

位置　大椎至尾骶成一直线。

操作　两手拇指、食指和中指相对，沿脊柱两旁，由尾骶部向大椎方向捏起皮肤，交替捻动向前推进5~7次。

功效　调阴阳、理气血、和脏腑、通经络、培元气。

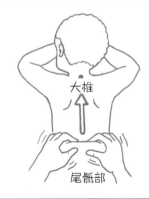

大椎

尾骶部

温馨提示

1. 少让孩子吃零食、重口味食物，尤其是油炸、辛辣的食物应暂停摄入。

2. 发热时可以先物理降温，若孩子体温超过38.5℃，请及时应用退热药，避免出现惊厥。

3. 可让孩子用淡盐水漱口，清洁口腔，以减少细菌滋生。

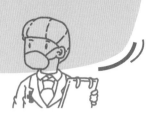

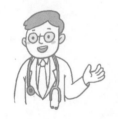

暑气熏蒸夏季热，
机能完善热自退

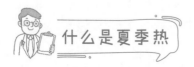

什么是夏季热

夏季热是由于夏季暑气熏蒸而持续一段时间的发热，常伴无汗、多尿、口渴多饮等典型症状，小儿的体温会随气温的变化而改变，多在38~40℃。本病2~5岁小儿常见，南方地区多发，一般秋凉后本病自行消退，可不治而愈，且不留后遗症。

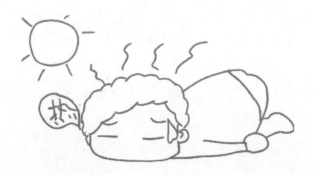

该病发生的主要原因在于此阶段小儿的汗腺与体温调节中枢尚未发育完善，所以对体温的调节能力相对较差。现代医学除退热药外，目前尚无针对本病的治疗药物，各位家长可以尝试使用小儿推拿来辅助降温。

那么，暑气熏蒸，小儿推拿该怎么做呢？

小儿推拿治疗夏季热

揉二马（二人上马）

位置	小指和无名指根部交点处。
操作	一手固定孩子被操作的手掌，用另一只手拇指在二马穴上点揉，揉150次。
功效	滋阴补肾、顺气散结、利尿通淋。

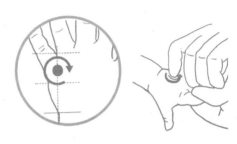

清天河水

位置	前臂内侧正中腕横纹至肘横纹成一直线。
操作	食指和中指并用，从手腕推向手肘，称"清天河水"，推300次。
功效	清热解表、除烦、凉血、利尿。可治疗一切热性病症，清热而不伤阴。

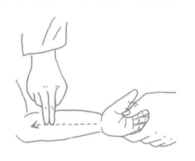

退六腑

位置	前臂尺侧缘，肘腕之间的一条直线。
操作	食指、中指指腹着力，沿前臂尺侧缘从手肘推向手腕，称"退六腑"，推300次。
功效	清热利尿、凉血、解毒、通便、泻热。可用于一切实热证。

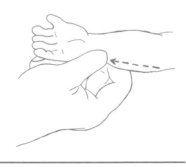

揉大椎

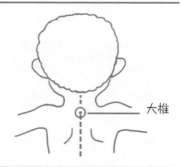

位置 颈后突起最高点下端凹陷处。

操作 用拇指指端或掌根为着力点，做轻柔和缓的按揉，揉100次。

功效 清热解表、发汗。

大椎

推天柱骨

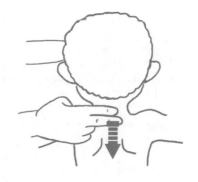

位置 颈后发际正中至大椎穴成一直线。

操作 食指、中指指腹着力，沿颈后发际正中至大椎由上至下方向直推，至皮肤微红即可，称"推天柱骨"，推200次。

功效 降逆止呕、清热、解表、疏风散寒。

推脊（脊柱）

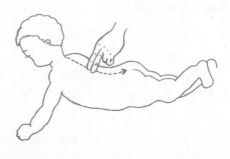

位置 从尾骶部龟尾至大椎成一直线。

操作 食指中指并行或用掌根，贴于脊柱上，从上往下直线推动。

功效 调阴阳、理气血、通经络、清热、降气。

温馨提示

1．本病有明显的季节性，一般预后良好。

2．可通过三豆饮（黄豆、绿豆、黑豆）、翠荷饮（西瓜翠衣、鲜荷叶）等食疗方辨证治疗本病。

3．日常中可让孩子多吃些黄瓜、西瓜、银耳、菠菜、百合等生津止渴清热的食物。

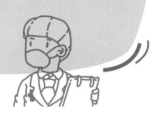

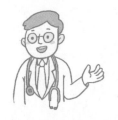

夜晚啼哭不是错，
脾胃调和自然安

哭是孩子表达自己情绪的一种方式。

但孩子入夜不眠，甚则通宵达旦地哭闹时，家长们就需要特别注意和及时处理了。

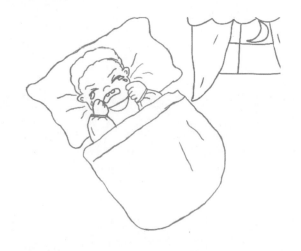

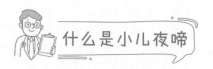
什么是小儿夜啼

小儿夜啼是指儿童在夜间哭闹，或定时哭闹，甚至通宵达旦，而白天一切如常，可持续月余，称为"夜啼"。6月龄以内婴儿多见本病，与正常的哭相比，病态的夜啼在喂奶、安抚或更换尿布后仍不停止。长时间夜啼可直接影响宝宝正常生长发育，家长也被长期困扰，不可小觑。

　　小儿夜啼多由脾胃虚寒、食积、惊恐、心热导致，小儿推拿对上述原因导致的夜啼均具有良好疗效。我们一起来学学吧！

 小儿推拿治疗小儿夜啼

脾胃虚寒

　　母亲体质寒凉、怀孕期间食寒饮冷、护理不当，腹部受寒都可能让小儿在夜间哭闹，此类患儿一般在入夜后哭闹严重，在白天如常，热敷之后哭闹较前减轻。推拿手法可参考"不明腹痛推拿助，疼痛减轻哭闹停"一节。

食积

　　腹部食积也会导致小儿夜啼，除哭闹外，小儿常常还会夜间睡卧不安，翻身重，哭闹但不重，可多次醒来，并伴食欲减退、口中异味，甚则恶心频作、腹部胀满，大便或溏或秘结，气味臭秽或酸臭。推拿手法可参考"舌苔白又厚，可能是积滞"一节。

惊恐

　　小儿神气未充，易被突发声响、异物惊吓，惊恐伤神志，而致神志不宁，出现夜啼，此类夜啼的特点为小儿在睡卧中突然剧烈哭闹，如见异物状，睡后易醒，怀抱中稍安稳，部分小儿山根处呈青灰色。小儿推拿手法如下。

捣小天心

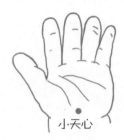

位置 手掌根部，大鱼际与小鱼际相接处凹陷中。

操作 屈曲中指或食指、中指指间关节有节律地敲击，捣200次。

功效 镇惊、安神。

小·天心

顺运内八卦

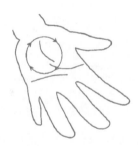

位置 手掌面，以掌心为圆心，以圆心至中指根横纹的2/3处为半径的圆圈上。

操作 用拇指指端顺时针做环形移动，称为顺运内八卦，运100次。

功效 宽胸理气、止咳化痰、运行气血。

掐揉五指节

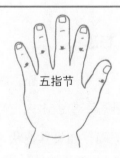

位置 手背部，五指中节横纹。

操作 用拇指、食指、中指依次揉搓或掐揉，每掐1次揉3次。掐3~5次。

功效 镇静、安神、止惊、通利四肢。

五指节

摩囟门

位置　头顶部。

操作　四指并拢或用掌心，贴于囟门处轻摩。

功效　镇静、安神、止惊、疏风解表。

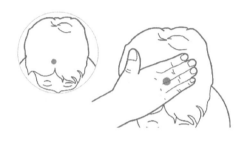

捏脊

位置　大椎至尾骶成一直线。

操作　两手拇指、食指和中指相对，沿脊柱两旁，由尾骶部向大椎方向捏起皮肤，交替捻动向前推进5~7次。

功效　调阴阳、理气血、和脏腑、通经络、培元气。

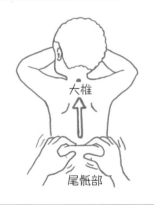

心热

若母亲在怀孕期间肆食辛辣油腻之品，或性格火暴、急躁，可导致小儿内有郁热，心火上炎，扰动心神而夜啼。小儿推拿手法如下。

清小肠经

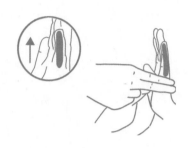

位置 小指尺侧缘（外侧）自指根至指尖连一直线即是。

操作 自小指尺侧缘指根推向指尖，推200次。

功效 清心、泻热、除烦、利尿。

清天河水

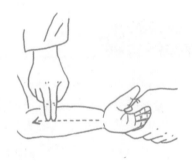

位置 前臂内侧正中腕横纹至肘横纹成一直线。

操作 食指和中指并用，从手腕推向手肘，称"清天河水"，推300次。

功效 清热解表、除烦、凉血、利尿。可治疗一切热性病症，清热而不伤阴。

揉涌泉

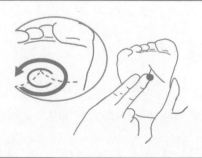

位置 足底前1/3处。

操作 用拇指指腹轻柔和缓地揉动，揉200次。

功效 引火归原、补肾、壮骨。

揉心俞

位置	后背部，第5胸椎棘突下，旁开1.5寸。
操作	用拇指指腹轻柔和缓地揉动，揉200次。
功效	调节心与神志疾患。

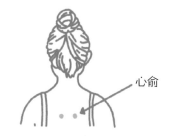

心俞

推脊（脊柱）

位置	从尾骶部龟尾至大椎成一直线。
操作	食指中指并行或用掌根，贴于脊柱上，从上往下直线推动。
功效	调阴阳、理气血、通经络、清热、降气。

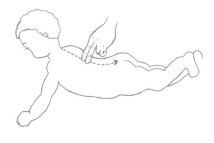

温馨提示

1．小月龄的孩子日常养护应注意防寒保暖，腹部保暖尤为重要。

2．乳母应避免食用寒凉、辛辣、油腻食物，以免引起孩子消化不良而出现夜间啼哭不止。

3．睡觉时尽量保持卧房安静，避免突发声响将孩子惊醒。

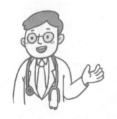

不明腹痛推拿助，
疼痛减轻哭闹停

孩子为什么会腹痛

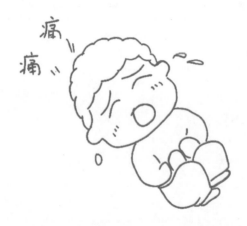

　　腹痛是临床常见的症状之一，引起腹痛的原因很多，小月龄的孩子通常不能或者无法准确地描述，常表现为哭闹。我们所指的腹痛不包括全身性疾病及腹部器官疾病所引起的腹痛，这种不明腹痛可占腹痛总发病率的50%～70%，中医将本病辨证分为寒、热、虚、实四型，治疗都以调理气机、疏通经脉为主。小儿推拿对小儿常见腹痛疗效良好（包括肠系膜淋巴结炎、自主神经紊乱等引起的腹痛），具体选穴如下。

小儿推拿治疗不明腹痛

捣小天心

位置 手掌根部，大鱼际与小鱼际相接处凹陷中。

操作 屈曲中指或食指、中指指间关节有节律地敲击，捣300次。

功效 镇惊、安神。

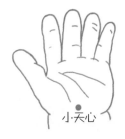

小·天心

顺运内八卦

位置 手掌面，以掌心为圆心，以圆心至中指根横纹的2/3处为半径的圆圈上。

操作 用拇指指端顺时针做环形移动，称为顺运内八卦，运100次。

功效 宽胸理气、止咳化痰、运行气血。

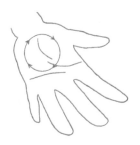

揉一窝风

位置 手背腕横纹正中凹陷处。

操作 用大拇指或中指的指腹做轻柔和缓的按揉，揉200次。

功效 疏风散寒、止痛。对感受寒邪引起的病症均有调节作用。

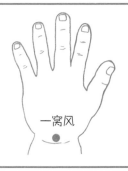

一窝风

顺时针摩腹

位置 腹部。

操作 手掌面贴附于腹部，做顺时针方向的环形摩动，持续2～3分钟。

功效 健脾和胃、消食、理气、导滞、运行腹部气血。

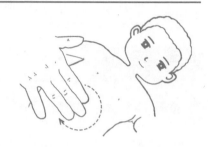

揉中脘

位置 上腹部，前正中线上，肚脐正上4寸处。

操作 用掌心、掌根于穴位上按揉，揉200次。

功效 理气化积、导滞、降逆止呕。

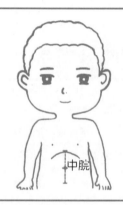

中脘

拿肚角

位置 即肚脐旁开2寸、下2寸处的大筋。

操作 用双手拇指与食指、中指相对用力，做一松一紧拿法，拿5～7次。

功效 消食化积、行气止痛。止腹痛要穴。

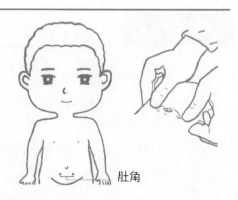

肚角

揉足三里

位置 膝盖外下方凹陷（外膝眼）处下3寸，胫骨前棘外一横指处。

操作 用拇指指腹按揉，揉300次。

功效 健脾和胃、调中理气。为人体第一保健穴位。

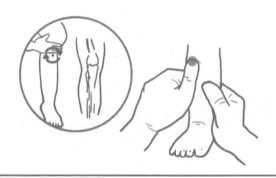

温馨提示

1. 腹痛涉及疾病较多，切勿自行应用止痛药物，应先前往医院就诊，经医生排查无器质性病变后，可运用小儿推拿手法治疗。

2. 若孩子腹痛伴便秘，可让孩子尝试排便，排便对肠道问题引起的腹痛，会有明显的缓解作用。

3. 腹痛时推拿局部应轻柔缓慢，逐步增加力度，以孩子耐受为度。

4. 若孩子腹部肌肉紧张、拒按，推拿时应密切关注孩子的神态，发现异常，立即停止推拿。

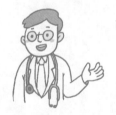

惊风抽搐小儿多，
父母协助很重要

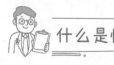
什么是惊风抽搐

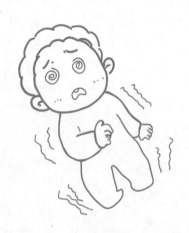

　　惊风属于儿科常见病症，是小儿常见的急危重症，该病临床表现以四肢抽搐、神志昏沉为特征。3~5岁小儿多发，四季均可发生，其频繁或持续发作可危及小儿生命或造成其他后遗症。惊风病情变化迅速，诸位家长请务必重视。

　　小儿推拿可以辅助治疗该病，促进小儿病后恢复。那么，具体怎么操作呢？

小儿推拿治疗惊风抽搐

补脾经

位置　拇指桡侧自指尖至指根成一直线。

操作　拇指屈曲，循拇指桡侧边缘自指尖向
　　　指根方向直推，推300次。

功效　健脾开胃、消食化积。

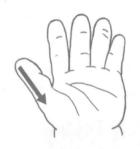

掐揉五指节

位置　手背部，五指中节横纹。

操作　用拇指、食指、中指依次揉搓或掐
　　　揉，每掐1次揉3次。掐3～5次。

功效　镇静、安神、止惊、通利四肢。

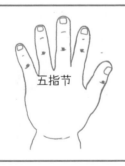

五指节

顺运内八卦

位置　手掌面，以掌心为圆心，以圆心至中
　　　指根横纹的2/3处为半径的圆圈上。

操作　用拇指指端顺时针做环形移动，称为
　　　顺运内八卦，运100次。

功效　宽胸理气、止咳化痰、运行气血。

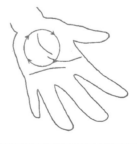

捣小天心

位置 手掌根部，大鱼际与小鱼际相接处凹
陷中。

操作 屈曲中指或食指、中指指间关节有节
律地敲击，捣500次。

功效 镇惊、安神。

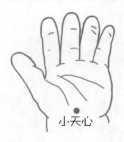

小·天心

揉涌泉

位置 足底前1/3处。

操作 用拇指指腹轻柔和缓地揉动，揉200次。

功效 引火归原、补肾、壮骨。

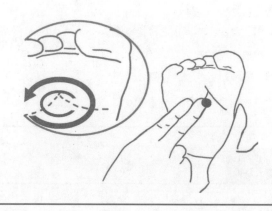

揉足三里

位置 膝盖外下方凹陷（外膝眼）处下3寸，胫骨前棘外一横指处。

操作 用拇指指腹按揉，揉300次。

功效 健脾和胃、调中理气。为人体第一保健穴位。

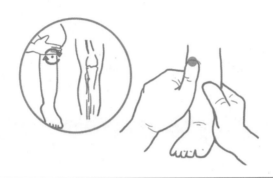

温馨提示

1. 推拿前应积极检查并治疗原发病。

2. 如果孩子有高热惊厥史，则应在发热时保持水分摄入，必要时应用退热药物。

3. 惊风发作时，应搬走周围可能造成损伤的障碍物，切记不要强力按压肢体，以免造成肢体损伤。

4. 平时应让孩子适度锻炼，增强体质。

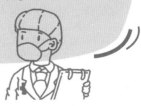

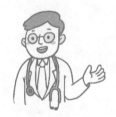

癫痫抽搐后期差，
坚持推拿早恢复

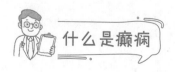

什么是癫痫

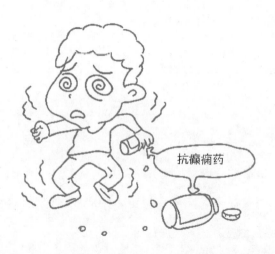

抗癫痫药

　　癫痫，也就是俗称的"羊癫疯"，临床以突然扑跌、两目上视、口吐涎沫、四肢抽搐、神昏、口中发出异声为主要症状，间歇性发作，未发作时与常人无异。患儿多于5岁之前发病，男孩多发。推拿难以治愈本病，但能在一定程度上改善症状，在缓解期也可用于患儿体质调节。家长如能坚持推拿，对孩子的帮助还是比较大的。

小儿推拿治疗癫痫

清心经

位置　中指指面，由指尖至指根成一直线。

操作　拇指指腹着力，由指根向指尖直推，称"清心经"，推500次。

功效　清热，退心火。本法宜清不宜补。

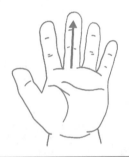

清肝经

位置　食指指面，由指尖至指根成一条直线。

操作　食指、中指指腹并拢，由食指根推向指尖，做离心直线运动，推300次。

功效　清泻肝火、息风止痉、宽胸理气。

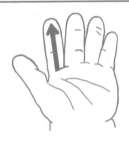

补脾经

位置　拇指桡侧自指尖至指根。

操作　拇指屈曲，循拇指桡侧边缘自指尖向指根方向直推，推300次。

功效　健脾开胃、消食化积。

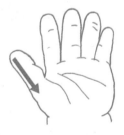

退六腑

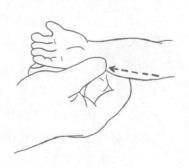

位置 前臂尺侧缘，肘腕之间的一条直线。

操作 食指、中指指腹着力，沿前臂尺侧缘从手肘推向手腕，称"退六腑"，推100次。

功效 清热利尿、凉血、解毒、通便、泻热。可用于一切实热证。

捣小天心

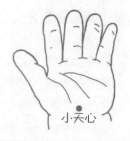

小·天心

位置 手掌根部，大鱼际与小鱼际相接处凹陷中。

操作 屈曲中指或食指、中指指间关节有节律地敲击，捣300次。

功效 镇惊、安神。

掐揉五指节

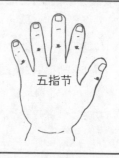

五指节

位置 手背部，五指中节横纹。

操作 用拇指、食指、中指依次揉搓或掐揉，每掐1次揉3次。掐3～5次。

功效 镇静、安神、止惊、通利四肢。

揉二马（二人上马）

位置 手背部，小指与无名指根部交点处。

操作 用拇指或小指指端揉掐，揉300次。

功效 滋补肾阴、顺气散结、利尿通淋。

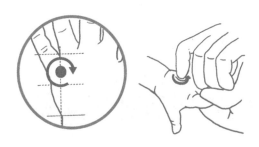

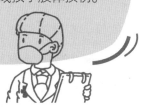

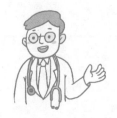

幼儿急疹不要慌，小儿推拿来帮忙

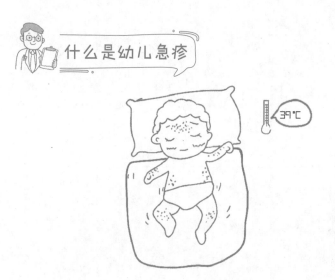

什么是幼儿急疹

幼儿急疹通常急性起病，患儿无明显诱因出现高热，腋温可达39~40℃，持续3~5天后热退，热退后患儿身体上出现玫瑰红色皮疹，于颈部、躯干部至周身散在分布，皮疹按压后褪色，2天内皮疹基本消退，皮肤与之前无异。本病1岁以内小儿多发，预后一般良好，但具有轻微传染性，对成人是没有危险的，但是其他孩子容易被传染。所以，如果孩子得了幼儿急疹，父母要注意尽量避免带孩子去人多的公共场所。

小儿推拿具有退热除烦、疏风解表的作用，在退热的同时，也可以加速疹子的透发。

那么，我们该怎么做呢？

小儿推拿治疗幼儿急疹

揉一窝风

位置　手背腕横纹正中凹陷处。

操作　大拇指或中指的指腹做轻柔和缓的按揉，揉200次。

功效　疏风散寒、止痛。对感受寒邪引起的病症均有调节作用。

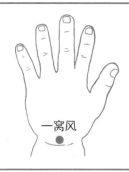

一窝风

补脾经

位置　拇指桡侧自指尖至指根。

操作　拇指屈曲，循拇指桡侧边缘自指尖向指根方向直推，推300次。

功效　健脾开胃、消食化积。

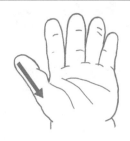

清天河水

位置　前臂内侧正中腕横纹至肘横纹成一直线。

操作　食指和中指并用，从手腕推向手肘，称"清天河水"，推300次。

功效　清热解表、除烦、凉血、利尿。可治疗一切热性病症，清热而不伤阴。

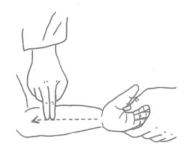

推三关

位置　前臂桡侧，阳池至曲池成一直线。

操作　用拇指桡侧面或食指、中指并拢用指腹向心推，称"推三关"，或称"推上三关"，推100次。

功效　温补。可治疗一切寒证。治疗本病时取其透发之效。

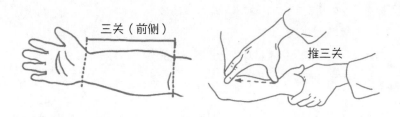

三关（前侧）

推三关

推脊（脊柱）

位置　从尾骶部龟尾至大椎成一直线。

操作　食指中指并行或用掌根，贴于脊柱上，从上往下直线推动。

功效　调阴阳、理气血、通经络、清热、降气。

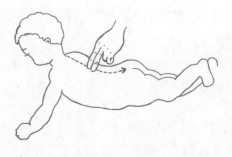

1. 通常本病并不需要特殊处理，针对发热症状降温即可。

2. 要及时降温，避免孩子出现高热惊厥。

3. 鼓励孩子补充水分，谨防过度发汗后脱水。

4. 孩子持续高热、精神萎靡时，应及时前往医院就诊，不要一味追求物理疗法。

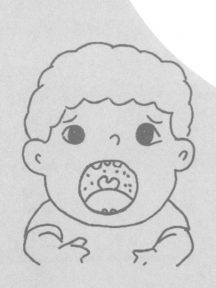

父母有多用心，
孩子就有多健康

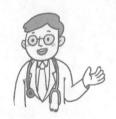

感冒知多少，推拿少不了

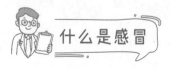

什么是感冒

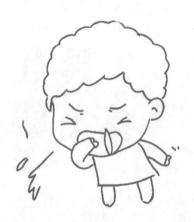

感冒是指以感受外邪后出现鼻塞、流涕、喷嚏、咳嗽、周身酸痛为特征的疾病，冬春季节变换时发病较多，任何年龄皆可发病。感冒分为普通感冒和时行感冒（流感）：普通感冒病情轻，病程一般在1周左右，无传染性；时行感冒病情重，具有传染性、流行性。感冒本身并不可怕，但因其可能伴随发热，故仍有一定风险性。

小儿推拿治疗感冒

应用小儿推拿预防及治疗感冒的效果较好，通过提升阳气、增强自身免疫力，来达到未病先防、既病防变的效果，手法操作简单，无毒副作用。那么，小儿推拿预防及治疗感冒应怎么做呢？

风寒感冒

感冒初期多为外感风寒，小儿生性喜动，易出汗，腠理不固，风寒之邪侵袭，易出现外感症状。主要症状表现：怕冷、无汗、流鼻涕或打喷嚏、颈项部酸痛等。小儿推拿手法如下。

开天门

位置 两眉中间至前发际成一直线。

操作 用拇指指腹在穴位上做直线推动，两拇指自下而上交替直推，推150次。

功效 疏风解表、醒脑、镇惊安神。

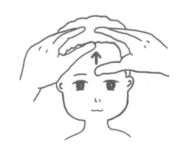

推坎宫

位置 眉头沿眉心向眉梢成一横线。

操作 用拇指侧面或指腹自眉心向眉梢做分推，推150次。

功效 疏风解表、明目。

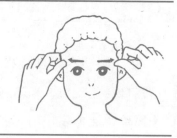

揉太阳

位置 眉后凹陷处。

操作 用食指或中指指腹于太阳穴处揉动，揉50～100次。

功效 疏风解表、开窍醒神、发汗。

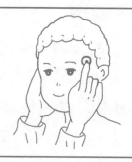

揉耳后高骨

位置 耳后高骨下凹陷处。

操作 用食指、中指指腹按揉，揉100次。

功效 疏风解表、散寒止痛、镇静安神，可缓解颈部不适。

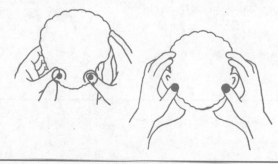

推三关

位置　前臂桡侧，阳池至曲池成一直线。

操作　用拇指桡侧面或食指、中指并拢用指腹向心推，称"推三关"，或称"推上三关"，推100次。

功效　温补。可治疗一切寒证。治疗本病时取其透发之效。

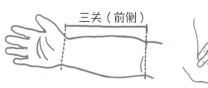

三关（前侧）

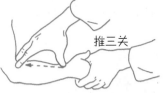

推三关

捏脊

位置　大椎至尾骶成一直线。

操作　两手拇指、食指和中指相对，沿脊柱两旁，由尾骶部向大椎方向捏起皮肤，交替捻动向前推进5~7次。

功效　调阴阳、理气血、和脏腑、通经络、培元气。

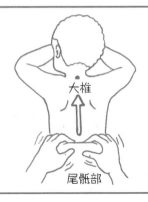

大椎

尾骶部

工字背

位置　后背部，分为三笔，分别为：第一笔横——两肺俞连一直线即是；第二笔竖——脊柱正中；第三笔横——与肚脐对应的正后方腰线处。

操作　用掌根或大鱼际处做快速往返的擦法，以局部潮热为度，每个部位100次。

功效　调阴阳、理气血、祛风寒、平喘。

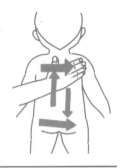

🍶 外感风热

风热感冒主要症状表现：有微汗、咽痛或咽部红肿，口干口渴，欲喝冷饮，可见反复流黄稠浊涕，小便色黄，或伴大便不通，部分小儿伴情绪烦躁。

适用的推拿手法如下。

开天门

位置 两眉中间至前发际成一直线。

操作 用拇指指腹在穴位上做直线推动，两拇指自下而上交替直推，推150次。

功效 疏风解表、醒脑、镇惊安神。

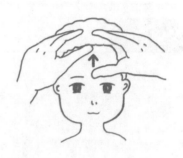

推坎宫

位置 眉头沿眉心向眉梢成一横线。

操作 用拇指侧面或指腹自眉心向眉梢做分推，推150次。

功效 疏风解表、明目。

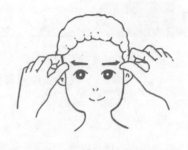

揉太阳

位置 眉后凹陷处。

操作 用食指或中指指腹于太阳穴处揉动，揉50次。

功效 疏风解表、开窍醒神、发汗。

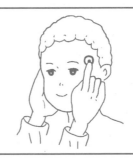

揉耳后高骨

位置 耳后高骨下凹陷处。

操作 用食指、中指指腹按揉，揉100次。

功效 疏风解表、散寒止痛、镇静安神，可缓解颈部不适。

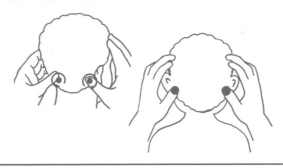

清肺经

位置 无名指指面，由指尖至指根成一直线。

操作 指腹着力，由指根向指尖直推，称"清肺经"，推300次。

功效 清肺化痰、止咳平喘、透疹止痒。

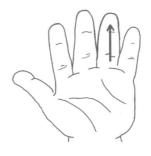

清天河水

位置 前臂内侧正中腕横纹至肘横纹成一直线。

操作 食指和中指并用，从手腕推向手肘，称"清天河水"，推300次。

功效 清热解表、除烦、凉血、利尿。可治疗一切热性病症，清热而不伤阴。

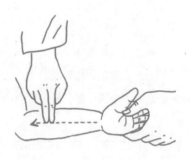

温馨提示

1．平素应多让孩子锻炼，增强体质。

2．日常应重视饮食结构的多样化，以免造成孩子缺乏营养，或导致内有食积。

3．季节交替时，应及时为孩子更换衣物。

4．尽量避免让孩子在短期内反复接触传染源。

5．鼻咽部慢性疾患如慢性鼻炎、咽炎等也会引发类似感冒的症状，一定要积极治疗原发病。

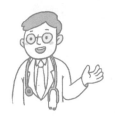

咳嗽不用怕，
推拿赶走它

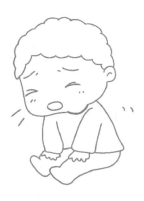

在冬季和春季，小儿容易发生咳嗽。在开始上幼儿园之后，孩子常常反复咳嗽生病，使得诸多家长烦恼不堪。

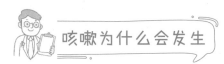

咳嗽是为了清除呼吸道的异物或者分泌物而发生的保护性动作，冬春交替时多发，任何年龄皆可出现，一般见于上呼吸道感染、支气管炎、肺炎等疾病，属于儿科临床常见症状。细心的家长会发现，孩子经常感冒已经恢复，其他症状消失，唯独咳嗽延绵不断。此类咳嗽起初多为干咳，到后期痰量逐渐增多。在药物治疗的基础上，推拿相关穴位，可止咳化痰、顺气平喘，缓解咳嗽。

咳嗽一般分为外感咳嗽和内伤咳嗽两大类，具体推拿选穴如下。

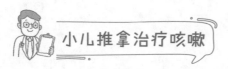

外感咳嗽

① 风寒咳嗽

风寒咳嗽主要由受寒引起，会出现咳嗽、咽痒、鼻塞、流涕、打喷嚏、怕冷、无汗、颈项部酸痛等症状，一般咽部不红不痛，鼻涕呈清水状，咳嗽遇寒加重。

那么，出现这种情况，应该怎么运用小儿推拿来战胜疾病呢?

顺运内八卦

位置　手掌面，以掌心为圆心，以圆心至中指根横纹的2/3处为半径的圆圈上。

操作　用拇指指端顺时针做环形移动，称为顺运内八卦，100次。

功效　宽胸理气、止咳化痰、运行气血。

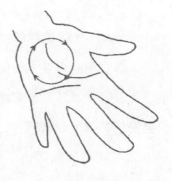

清肺平肝

位置　手掌面，食指、无名指指根至
　　　指尖连一直线即是。

操作　清肺平肝就是清肺经和清肝
　　　经，两穴同推。将中指压到下
　　　方，使无名指、食指充分暴露
　　　后并拢，往离心方向直推，推
　　　300次。

功效　清肃肺脏、顺气、化痰、止咳。

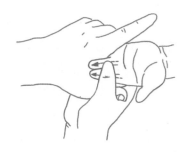

推三关

位置　前臂桡侧，阳池至曲池成一直线。

操作　用拇指桡侧面或食指、中指并拢用指腹向心推，称"推三关"，或
　　　称"推上三关"，推100次。

功效　温补。可治疗一切寒证。治疗本病时取其透发之效。

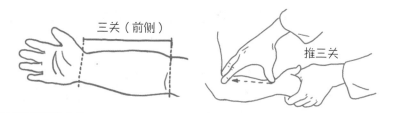

三关（前侧）　　　推三关

黄蜂入洞

位置　面部，两鼻孔直下。

操作　用食指、中指指端轻柔地揉动
　　　两鼻孔下方，方向为上下，揉
　　　200次。

功效　祛风散寒、理气宣肺、通鼻窍。

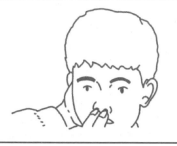

位置　胸部，两乳头连线中点处。

操作　用中指指端或掌根按揉，咳嗽时也
　　　可从天突直推至膻中，揉100次。

功效　宽胸理气、止咳化痰、降逆止呕。

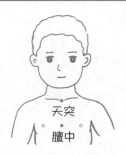

揉肺俞

位置　后背部，第3胸椎棘突下，旁开1.5寸，左右各1穴。

操作　用双手拇指指腹按揉，揉300次，以局部潮红为佳。

功效　理气化痰、止咳平喘。为治疗肺脏疾患的要穴。

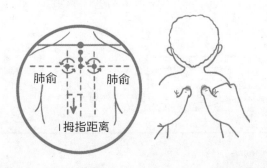

② 风热咳嗽

　　风热咳嗽主要症状是咳嗽、少痰，咽痛、咽部红肿、口渴、喜喝冷饮，常伴鼻塞、流黄稠浊涕、头晕、头痛等。

顺运内八卦

位置 手掌面，以掌心为圆心，以圆心至中指根横纹的2/3处为半径的圆圈上。

操作 用拇指指端顺时针做环形移动，称为顺运内八卦，运100次。

功效 宽胸理气、止咳化痰、运行气血。

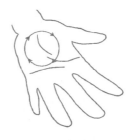

清肺平肝

位置 手掌面，食指、无名指指根至指尖连一直线即是。

操作 清肺平肝就是清肺经和清肝经，两穴同推。将中指压到下方，使无名指、食指充分暴露后并拢，往离心方向直推，推300次。

功效 清肃肺脏、顺气、化痰、止咳。

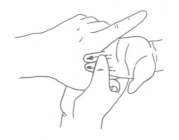

清天河水

位置 前臂内侧正中腕横纹至肘横纹成一直线。

操作 食指和中指并用，从手腕推向手肘，称"清天河水"，推300次。

功效 清热解表、除烦、凉血、利尿。可治疗一切热性病症，清热而不伤阴。

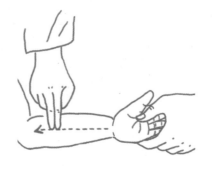

按揉膻中

位置　胸部，两乳头连线中点处。

操作　用中指指端或掌根按揉，咳嗽时也可从天突直推至膻中，揉100次。

功效　宽胸理气、止咳化痰、降逆止呕。

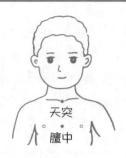

分推肩胛

位置　后背部，两侧肩胛骨内侧缘处。

操作　用两拇指指腹自肩胛上角起点向下沿肩胛骨内侧缘滑动，推200次。

功效　止咳化痰、理气平喘。

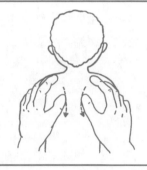

推天柱骨

位置　颈后发际正中至大椎穴成一直线。

操作　食指、中指指腹着力，沿颈后发际正中至大椎由上至下方向直推，至皮肤微红即可，称"推天柱骨"，推300次。

功效　降逆止呕、清热、解表、疏风散寒。

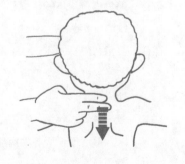

🫙 内伤咳嗽

内伤咳嗽病程一般较长，并会反复发作，临床常见证型为痰湿咳嗽、痰热咳嗽和肺阴亏虚咳嗽。针对这些情况，小儿推拿应该怎么做呢?

① 痰湿咳嗽

痰湿咳嗽以咳嗽时痰多、黏稠、呈白色或灰色，伴乏力、四肢困重、纳差、面色淡白等症状为主要特点。

补脾经

位置　拇指桡侧自指尖至指根。

操作　拇指屈曲，循拇指桡侧边缘自指尖向指根方向直推，推300次。

功效　健脾开胃、消食化积。

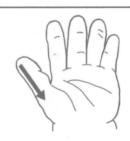

清肺平肝

位置　手掌面，食指、无名指指根至指尖连一直线即是。

操作　清肺平肝就是清肺经和清肝经，两穴同推。将中指压到下方，使无名指、食指充分暴露后并拢，往离心方向直推，推300次。

功效　清肃肺脏、顺气、化痰、止咳。

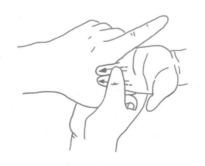

揉掌小横纹

位置 掌面，小指尺侧（小指外侧），小指根掌指横纹下小横纹处。

操作 用拇指指腹按揉，揉500次。

功效 宽胸理气、止咳化痰、除烦消胀。

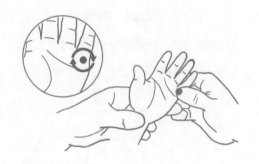

推小横纹

位置 手掌面，食指、中指、无名指、小指掌指关节横纹处。

操作 将四指并拢，拇指端外侧缘着力，从食指横纹滑向小指横纹，推500次。

功效 化食积、消胀满。

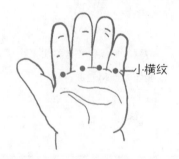

小横纹

揉四横纹

位置 手掌面，食指、中指、无名指、小指第一指间关节横纹处。

操作 用拇指桡侧往返推揉，揉500次。

功效 健脾化痰、消食化积、开胃。

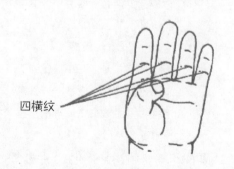

四横纹

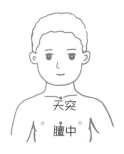

位置　胸部，两乳头连线中点处。

操作　用中指指端或掌根按揉，咳嗽时也
　　　可从天突直推至膻中，揉100次。

功效　宽胸理气、止咳化痰、降逆止呕。

分推肩胛

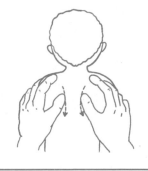

位置　后背部，两侧肩胛骨内侧缘处。

操作　用两拇指指腹自肩胛上角起点向下
　　　沿肩胛骨内侧缘滑动，推200次。

功效　止咳化痰、理气平喘。

② 痰热咳嗽

　　痰热咳嗽以咳嗽时有痰难吐，痰黏稠、呈黄色或黄绿色、结块、偶见腥味，伴面红、气粗、身热等症状为主要特点。治疗痰热咳嗽除应用痰湿咳嗽的穴位处方外，还可以使用以下手法。

清天河水

位置 前臂内侧正中腕横纹至肘
横纹成一直线。

操作 食指和中指并用，从手腕
推向手肘，称"清天河
水"，推300次。

功效 清热解表、除烦、凉血、
利尿。可治疗一切热性病
症，清热而不伤阴。

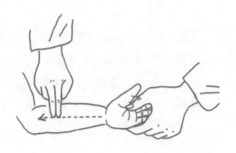

推天柱骨

位置 颈后发际正中至大椎穴成一直线。

操作 食指、中指指腹着力，沿颈后发际
正中至大椎由上至下方向直推，至
皮肤微红即可，称"推天柱骨"，
推300次。

功效 降逆止呕、清热、解表、疏风
散寒。

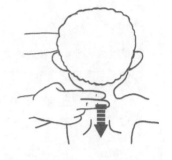

按揉丰隆

位置 外踝尖上8寸，胫骨前缘外侧
两横指处。

操作 用拇指或中指指腹着力，稍
用力揉动。

功效 健脾和胃、化痰除湿。为化
痰要穴。

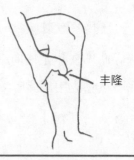

丰隆

③ 肺阴亏虚咳嗽

肺阴亏虚咳嗽一般是由咳嗽反复经治疗未愈、迁延日久而致。症状表现为干咳无痰、咽干喉痒，患儿平素汗多，睡觉时更加明显，偶伴大便干结。患儿常见手掌心纹路明显、触感偏干。小儿推拿处方如下。

清肺平肝

位置　手掌面，食指、无名指指根至指尖连一直线即是。

操作　清肺平肝就是清肺经和清肝经，两穴同推。将中指压到下方，使无名指、食指充分暴露后并拢，往离心方向直推，推300次。

功效　清肃肺脏、顺气、化痰、止咳。

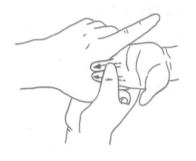

揉二马（二人上马）

位置　小指和无名指根部交点处。

操作　一手固定孩子被操作的手掌，另一只手拇指在二马穴上点揉，揉500次。

功效　滋阴补肾、顺气散结、利尿通淋。

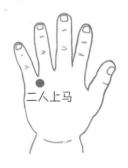

二人上马

顺运内八卦

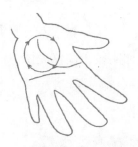

位置 手掌面，以掌心为圆心，以圆心至中指根横纹的2/3处为半径的圆圈上。

操作 用拇指指端顺时针做环形移动，称为顺运内八卦，运100次。

功效 宽胸理气、止咳化痰、运行气血。

按揉膻中

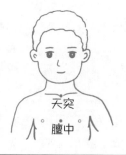

位置 胸部，两乳头连线中点处。

操作 用中指指端或掌根按揉，咳嗽时也可从天突直推至膻中，揉100次。

功效 宽胸理气、止咳化痰、降逆止呕。

捏脊

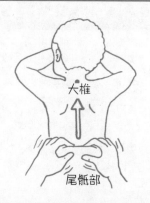

位置 大椎至尾骶成一直线。

操作 两手拇指、食指和中指相对，沿脊柱两旁，由尾骶部向大椎方向捏起皮肤，交替捻动向前推进5~7次。

功效 调阴阳、理气血、和脏腑、通经络、培元气。

揉肺俞、脾俞、肾俞

位置 后背部，依次分别位于第3、第11胸椎棘突下，旁开1.5寸，左右各1穴。

操作 用双手拇指指腹按揉，揉300次，以局部潮红为佳。

功效 理气化痰、止咳平喘。

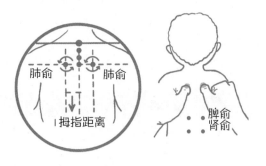

揉足三里

位置 膝盖外下方凹陷（外膝眼）处下3寸，胫骨前棘外一横指处。

操作 用拇指指腹按揉，揉3～5分钟。

功效 健脾和胃、调中理气。为人体第一保健穴位。

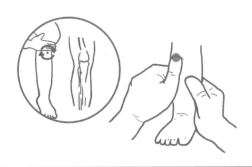

1. 咳嗽时要严格控制孩子的饮食，这是十分重要的。

如果孩子咳嗽有痰，牛奶、豆浆、乳制品，以及饼干、蛋糕等零食皆应减量或暂停食用。

忌鱼、蟹、虾和肥肉等荤腥、油腻食物，忌辣椒、胡椒、生姜等辛辣之品，可以多吃新鲜蔬菜如青菜、胡萝卜、西红柿等。

2. 如果孩子在入睡时咳个不停，可以适当将孩子的枕头垫高一点，或者用吸入蒸汽的方法帮助孩子清除肺部黏液而平息咳嗽。

3. 如果咳嗽好转了，最好继续推拿这些穴位1～2周进行巩固。导致咳嗽的原因很多，一定要辨证治疗，推拿手法也要根据症状随时加减。若孩子出现持续高热不退、寒战、精神反应差、烦躁不安、呼吸急促等症状应及时就医。

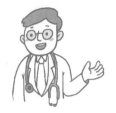

喘息兼气促，哮喘易反复

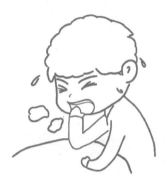

在中医里，哮喘是由于感受外邪后引动宿痰而出现的肺失肃降、气道痉挛的发作性疾患，相当于西医的喘息性支气管炎、支气管哮喘等病症。哮喘发作时，可见喉间痰鸣、气促、呼吸困难等症状，患本病的小儿多有过敏史或家族史。

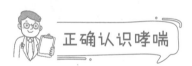

正确认识哮喘

每当春夏交替之际，医院里因咳嗽、喘息就诊的孩子就明显增多，许多家长抱怨道："我的小孩咳了几个月了，吃了很多药，怎么都治不好，还越来越重，现在还喘了，到底怎么回事儿啊？"面对家长的疑问，医生总会耐心解释，告诉他们这不是一般的咳嗽，可能是由过敏引起的咳嗽甚至哮喘。听到"哮喘"二字，家长往往感到紧张甚至恐慌，其实，这并非不治之症，家长需要对疾病有一定的认识，并配合医生的方案治疗，哮喘是可以获得控制的。

小儿推拿治疗哮喘

　　小儿推拿对哮喘疗效较好，其治疗原理在于宣肺、健脾、补肾，化痰平喘。如果孩子有哮喘，父母可以运用一些手法来缓解咳喘症状，具体选穴如下。

补脾经

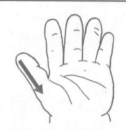

位置　拇指桡侧自指尖至指根。

操作　拇指屈曲，循拇指桡侧边缘自指尖向指根方向直推，推300次。

功效　健脾开胃、消食化积。

补肾经

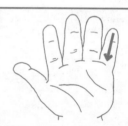

位置　手掌面，小指自指尖至指根连一直线即是。

操作　沿指尖至指根向心直推，推500次。

功效　滋阴补肾、补虚、纳气。

揉掌小横纹

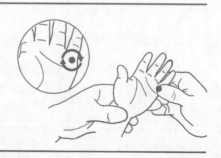

位置　掌面，小指尺侧（小指外侧），小指根掌指横纹下小横纹处。

操作　用拇指指腹按揉，揉500次。

功效　宽胸理气、止咳化痰、除烦消胀。

顺运内八卦

位置　手掌面，以掌心为圆心，以圆心
　　　至中指根横纹的2/3处为半径的
　　　圆圈上。

操作　用拇指指端顺时针做环形移动，
　　　称顺运内八卦，运100次。

功效　宽胸理气、止咳化痰、运行
　　　气血。

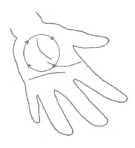

按揉膻中

位置　胸部，两乳头连线中点处。

操作　用中指指端或掌根按揉，咳嗽时也
　　　可从天突直推至膻中，揉100次。

功效　宽胸理气、止咳化痰、降逆止呕。

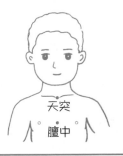

天突

膻中

揉肺俞

位置　后背部，第3胸椎棘突下，旁开1.5寸，左右各1穴。

操作　用双手拇指指腹按揉，揉300次，以局部潮红为佳。

功效　理气化痰、止咳平喘。为治疗肺脏疾患的要穴。

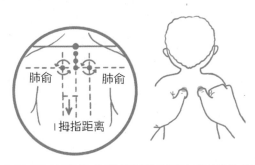

肺俞　　肺俞

拇指距离

捏脊

位置 大椎至尾骶成一直线。

操作 两手拇指、食指和中指相对，沿脊柱两旁，由尾骶部向大椎方向捏起皮肤，交替捻动向前推进5~7次。

功效 调阴阳、理气血、和脏腑、通经络、培元气。

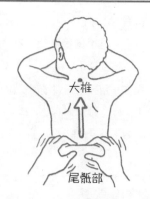

大椎

尾骶部

温馨提示

1. 可在日常生活中让孩子进行吹气球、游泳等锻炼。

2. 哮喘急性期须及时就医，应用药物治疗，在缓解期，可运用小儿推拿的方法进行调护。

3. 日常可用盐包热敷双侧肺俞、定喘5分钟，对哮喘可起到缓解作用。

4. 过敏性哮喘需查明变应原，并避免再次接触。

5. 进食以饥饱适中为宜，不宜暴饮暴食；餐食口味应温和，不宜过甜、过咸、过辣、过烫或过冷。

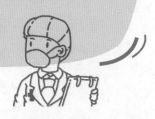

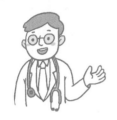

睡觉鼾声大，腺样体肥大

什么是腺样体肥大

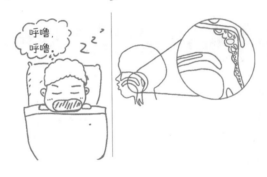

　　腺样体属于淋巴组织，是人体重要的免疫器官之一，因长时间感染、粉尘等刺激，导致其增生、肿大，称为腺样体肥大。通常腺样体在小儿2～6岁时进入增殖旺盛期，10岁之后逐渐萎缩。腺样体位于鼻咽交接处，增生肥大后堵塞鼻咽部，引发鼻塞、鼻分泌物增多、张口呼吸、睡时憋醒、打鼾、腺样体面容等症状，甚则导致头部缺氧。

　　典型的腺样体面容为上颌骨变长、腭骨高突、上牙向外突出、嘴唇增厚、双目无神、呆滞，面容一旦发生改变，无法恢复。小儿推拿对腺样体肥大疗效尚可，但疗效不是一蹴而就的，要消除症状也不是一件容易的事，需要父母长期不懈的坚持。

　　小儿推拿治疗腺样体肥大应该怎么做呢？

小儿推拿治疗腺样体肥大

开天门

位置　两眉中间至前发际成一直线。

操作　用拇指指腹在穴位上做直线推
　　　动，两拇指自下而上交替直推，推
　　　150次。

功效　疏风解表、醒脑、镇惊安神。

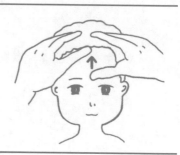

推坎宫

位置　眉头沿眉心向眉梢成一横线。

操作　用拇指侧面或指腹自眉心向眉
　　　梢做分推，推150次。

功效　疏风解表、明目。

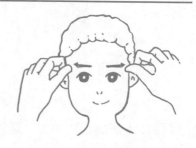

揉太阳

位置　眉后凹陷处。

操作　用食指或中指指腹于太阳穴处
　　　揉动，揉150次。

功效　疏风解表、开窍醒神、发汗。

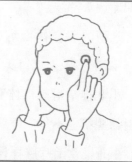

揉耳后高骨

位置　耳后高骨下凹陷处。

操作　用食指、中指指腹按揉，揉100次。

功效　疏风解表、散寒止痛、镇静安神，可缓解颈部不适。

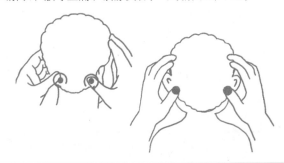

揉迎香

位置　鼻翼外缘与鼻唇沟的交
　　　汇处。

操作　食指、中指指腹揉动，
　　　揉300次。

功效　通鼻窍、止鼻涕。

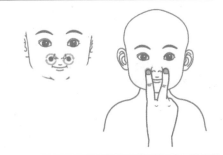

黄蜂入洞

位置　面部，两鼻孔直下。

操作　用食指、中指指端轻柔
　　　地揉动两鼻孔下方，方
　　　向为上下，揉200次。

功效　祛风散寒、理气宣肺、通
　　　鼻窍。

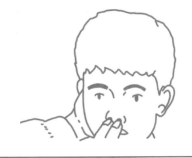

捏脊

位置 大椎至尾骶成一直线。

操作 两手拇指、食指和中指相对，沿脊柱两旁，由尾骶部向大椎方向捏起皮肤，交替捻动向前推进5~7次。

功效 调阴阳、理气血、和脏腑、通经络、培元气。

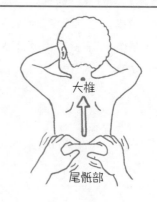

温馨提示

1．平时可让孩子练习加强呼吸运动，可配合的锻炼方法有吹气球、游泳等。

2．孩子睡觉时可适当垫高上半身，避免鼻内分泌物倒流刺激咽喉部引发咳嗽。

3．饮食上尽量减少辛辣、油腻食品的摄入。

4．多让孩子摄入一些新鲜的蔬菜、水果，每天的饮食中一定要有大量的绿叶蔬菜。

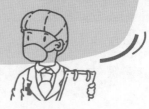

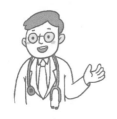

泄泻别担心，
推拿来帮您

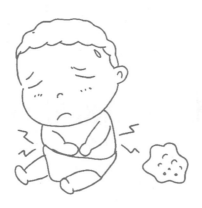

泄泻是以大便次数增多和大便性质稀薄为特点的疾患，是我国婴幼儿最常见的临床疾病之一。本病多于夏季、秋季发病，6个月至2岁的小儿多发，是造成小儿营养不良、生长发育障碍的主要原因之一。

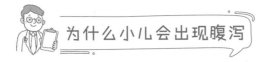

为什么小儿会出现腹泻

现代医学认为小儿的消化系统具有发育不成熟、调节功能较差、胃酸与消化酶分泌较少、酶的活力低等特点，饮食不当、气候变化，以及肠道内被病毒、细菌等微生物感染，均可引起腹泻。小儿推拿治疗轻症腹泻疗效良好，重症腹泻则应及时就医，并应及时补液以免造成水电解质紊乱，引起脱水、酸中毒等危症。

小儿推拿治泄泻

寒湿泻

多在外感风寒或食寒饮冷后出现，可见大便清稀，偶夹泡沫，气味腥臭或臭味不甚，腹痛，热敷后痛减，并可伴鼻塞、流清涕等外感症状。推拿手法如下。

推三关

位置　前臂桡侧，阳池至曲池成一直线。

操作　用拇指桡侧面或食指、中指并拢用指腹向心推，称"推三关"，或称"推上三关"，推100次。

功效　温补。可治疗一切寒证。治疗本病时取其透发之效。

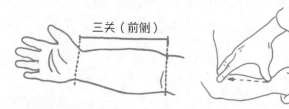

揉一窝风

位置　手背腕横纹正中凹陷处。

操作　拇指或中指的指腹做轻柔和缓的按揉，揉200次。

功效　疏风散寒、止痛。对感受寒邪引起的病症均有调节作用。

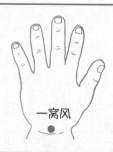

逆时针摩腹

位置 腹部。

操作 手掌面贴附于腹部，做逆时针方向的环形摩动，摩2～3分钟。

功效 涩肠止泻、健脾。

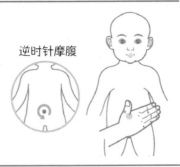

逆时针摩腹

补脾经

位置 拇指桡侧自指尖至指根。

操作 拇指屈曲，循拇指桡侧边缘自指尖向指根方向直推，推300次。

功效 健脾开胃、消食化积。

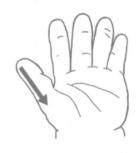

补大肠经

位置 手部，食指桡侧缘（拇指侧），自指尖至虎口连一直线即是。

操作 用拇指侧面或指腹，由指端向指根向心性直推，推500次。

功效 温中止泻、涩肠固脱。

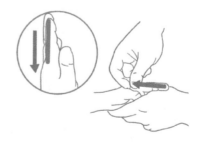

揉龟尾

位置　尾椎骨最末端。

操作　用食指或中指指端按揉，揉
　　　200次。

功效　通调督脉之气血、通调大肠。

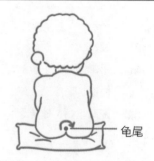

龟尾

伤食泻

　　本病患儿病前有乳食不节史，可见大便稀薄，含奶瓣或大量食物残渣，气味臭秽或酸臭，偶见腹胀或恶心、呕吐，伴食欲减退。患儿夜间睡卧不安，翻身重，或夜间频醒哭闹，甚者可出现发热，但热象不重，一般在38.5℃以下。推拿手法如下。

补脾经

位置　拇指桡侧自指尖至指根。

操作　拇指屈曲，循拇指桡侧边缘自指尖
　　　向指根方向直推，推300次。

功效　健脾开胃、消食化积。

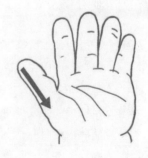

清胃经

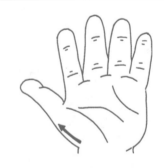

位置　手掌掌侧，拇指下的掌骨（大鱼际处）。

操作　用拇指侧端大鱼际外侧缘从掌根推到拇指根部，推200次。

功效　清胃、降逆。

清大肠经

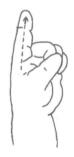

位置　食指桡侧缘，自指尖至虎口成一直线。

操作　拇指侧面或指腹着力，由指根向指端方向直推，称"清大肠经"，推300次。

功效　清利肠腑、除湿热、导积滞。

掐揉四横纹

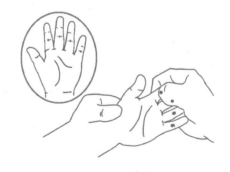

位置　手掌面，食指、中指、无名指、小指第一指间关节横纹处。

操作　用拇指桡侧往返推揉，或用指尖掐揉，掐揉500次。

功效　健脾化痰、消食化积、开胃。

顺时针摩腹

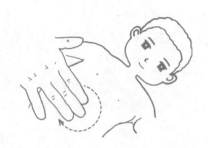

位置 腹部。

操作 手掌面贴附于腹部，做顺时针方向的环形摩动，持续2~3分钟。

功效 健脾和胃、消食、理气、导滞、运行腹部气血。

揉龟尾

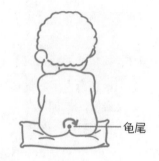
龟尾

位置 尾椎骨最末端。

操作 用食指或中指指端按揉，揉200次。

功效 通调督脉之气血、通调大肠。

脾虚泻

　　脾虚泻常见于素体虚弱或急性腹泻未得到恰当治疗的小儿，病情迁延日久而致本病。症状可见大便稀溏，无明显臭味，稍进食油腻或辛辣后即腹泻，面色萎黄或淡白，肢体肌肉触之松软，手脚偏凉。适用的推拿手法如下。

补脾经

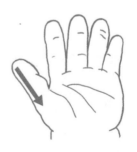

位置 拇指桡侧自指尖至指根。

操作 拇指屈曲，循拇指桡侧边缘自指尖向指根方向直推，推300次。

功效 健脾开胃、消食化积。

补大肠经

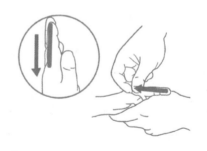

位置 手部，食指桡侧缘（拇指侧），自指尖至虎口连一直线即是。

操作 用拇指侧面或指腹，由指端向指根向心直推，推500次。

功效 温中止泻、涩肠固脱。

补肾经

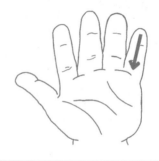

位置 手掌面，小指自指尖至指根连一直线即是。

操作 沿指尖至指根向心直推，推500次。

功效 滋阴补肾、补虚、纳气。

逆时针摩腹

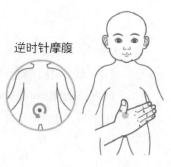

逆时针摩腹

位置 腹部。

操作 手掌面贴附于腹部，做逆时针方向的环形摩动，持续2~3分钟。

功效 涩肠止泻、健脾。

推上七节骨

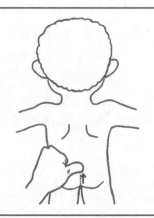

位置 第4腰椎棘突至尾骨端（龟尾穴）成一直线。

操作 食指、中指指腹着力，沿尾椎骨由下至上做单方向直推，称"推上七节骨"，推300次。

功效 调节大肠疏泄。

揉龟尾

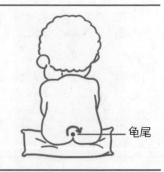

位置 尾椎骨最末端。

操作 用食指或中指指端按揉，揉200次。

功效 通调督脉之气血、通调大肠。

龟尾

1. 平时应注意饮食卫生，食物应新鲜、清洁，不要让孩子吃生冷、变质及不干净的食物，不暴饮暴食。饭前、便后要洗手，餐具要干净卫生。

2. 提倡母乳喂养，不宜在夏季及孩子患病时断奶，遵守添加辅食的原则，注意科学喂养。

3. 多让孩子进行户外活动，同时要注意气候变化，防止感受外邪，尤其要避免腹部受凉。

4. 孩子生病时应适当控制饮食，减轻脾胃负担。吐泻严重及伤食泄泻的患儿应暂时禁食，随着病情好转，逐渐增加饮食量。忌食油腻、生冷及不易消化的食物。

5. 保持孩子的皮肤清洁干燥，勤换尿布，每次大便后，要用温水清洗臀部，并扑上爽身粉，防止发生红臀。

6. 要密切观察孩子的病情变化，及早发现腹泻变证，一旦出现高热等变证，应抓紧时间，及时就医。

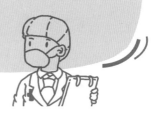

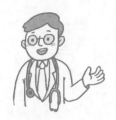

便便臭又硬，
推拿治便秘

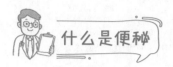

什么是便秘

便秘是指排便次数明显减少，大便干燥、坚硬，甚者呈羊屎状，排便时间间隔较久，或虽有便意却排便困难，严重者可出现便中带血、痔疮、脱肛。近年来便秘发病率逐年增加，主要与生活方式和饮食方式的改变相关，如运动少，食物过于精细，蔬菜、水果摄入不足。小儿推拿治疗本病疗效较好。

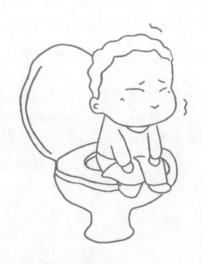

小儿推拿治疗便秘要怎么做呢？

小儿推拿治疗便秘

清大肠经

位置	食指桡侧缘，自指尖至虎口成一直线。
操作	拇指侧面或指腹着力，由指根向指端方向直推，称"清大肠经"，推300次。
功效	清利肠腑、除湿热、导积滞。

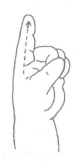

揉膊阳池

位置	手臂外侧，腕背横纹上3寸处。
操作	用拇指指端按揉，揉300次。
功效	清利肠腑、除湿热、导积滞、通利三焦。

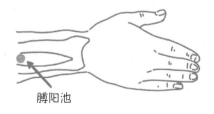

膊阳池

揉天枢

位置	腹部，与脐相平，前正中线旁开2寸。
操作	用指腹在双侧天枢穴上按揉，揉100次。
功效	促进肠道蠕动，消食、导滞、健脾和胃。

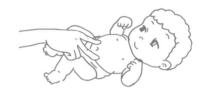

顺时针摩腹

位置 腹部。

操作 手掌面贴附于腹部，做顺时针方向的环形摩动，持续2～3分钟。

功效 健脾和胃、消食、理气、导滞、运行腹部气血。

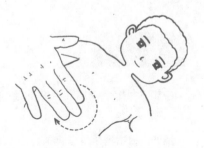

推下七节骨

位置 第4腰椎棘突至尾椎骨骨端（长强穴）成一直线。

操作 食指、中指指腹着力，沿尾椎骨由上至下直推，称"推下七节骨"，推300次。

功效 清泻、通便。

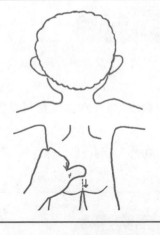

小儿便秘十分常见，家长应该重视，但也不必过于紧张，除了手法操作外，还可在日常饮食和生活方式上进行调节。

　　1．孩子的饮食一定要均衡，五谷杂粮和各种水果蔬菜都应该摄入，小婴儿则可以吃一些果泥、菜泥，或喝些果蔬汁，以增加肠道内的纤维素，促进胃肠蠕动，使排便通畅。

　　2．应训练孩子养成定时排便的好习惯。一般来说，孩子3个月左右，父母就可以帮助他逐渐养成定时排便的习惯了，每天早晨喂奶后，就可以让孩子定时坐盆，要注意室内温度以及便盆的舒适度，避免让孩子对坐盆产生厌烦。

　　3．运动量不够有时也会导致排便不畅。因此，要保证孩子每日有一定的活动量。对于还不能独立行走、爬行的婴儿，父母要多抱抱他，或适当揉揉他的小肚子，而不要长时间把孩子独自放在摇篮里。

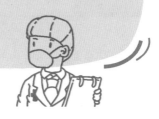

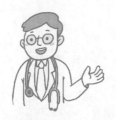

舌苔白又厚，
可能是积滞

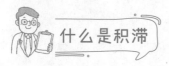

什么是积滞

积滞是指小儿因喂养不当，内伤乳食，食而不化后出现食欲减退、脘腹部胀满、舌苔厚腻等症状的一种病症，也叫食积，相当于现代医学的"功能性消化不良"，一般预后良好。

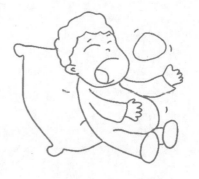

小儿推拿治疗积滞

清胃经

位置　手掌掌侧，拇指下的掌骨（大鱼际处）。

操作　用拇指侧端大鱼际外侧缘从掌根推到拇指根部，推200次。

功效　清胃、降逆。

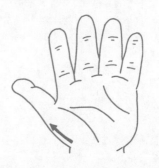

清大肠经

位置　食指桡侧缘，自指尖至虎口成一直线。

操作　拇指侧面或指腹着力，由指根向指端方向直推，称"清大肠经"，推300次。

功效　清利肠腑、除湿热、导积滞。

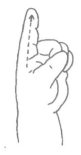

揉板门

位置　手掌大鱼际中部。

操作　用拇指指端顺时针或逆时针方向揉，称揉板门或运板门，揉300次。

功效　健脾和胃、消食化滞。

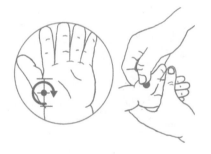

顺运内八卦

位置　手掌面，以掌心为圆心，以圆心至中指根横纹的2/3处为半径的圆圈上。

操作　用拇指指端顺时针做环形移动，称顺运内八卦，运100次。

功效　宽胸理气、止咳化痰、运行气血。

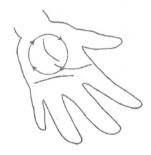

掐揉四横纹

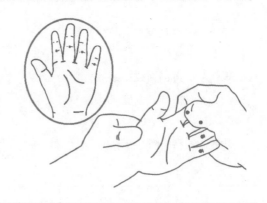

位置 手掌面，食指、中指、无名指、小指第一指间关节横纹处。

操作 用拇指桡侧往返推揉，或用指尖掐揉，掐揉500次。

功效 健脾化痰、消食化积、开胃。

分腹阴阳

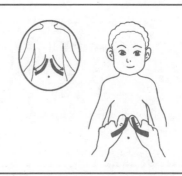

位置 腹部，两侧肋弓下缘。

操作 两手拇指指腹或大鱼际着力，沿两侧肋弓下缘进行分推，推300次。

功效 健脾和胃、理气消食、导滞。

捏脊

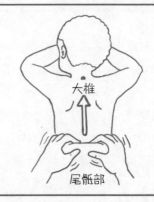

位置 大椎至尾骶成一直线。

操作 两手拇指、食指和中指相对，沿脊柱两旁，由尾骶部向大椎方向捏起皮肤，交替捻动向前推进5~7次。

功效 调阴阳、理气血、和脏腑、通经络、培元气。

揉足三里

位置　膝盖外下方凹陷（外膝眼）处下3寸，胫骨前棘外一横指处。

操作　用拇指指腹按揉，揉500次。

功效　健脾和胃、调中理气。为人体第一保健穴位。

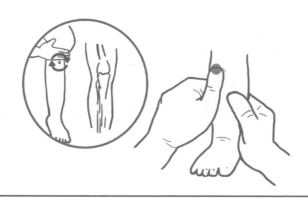

温馨提示

1. 日常生活应保证孩子定时定量进食，餐食应均衡、营养，切忌暴饮暴食，应避开辛辣油腻的食物，少吃零食。

2. 应根据婴幼儿生长规律，及时添加辅食。

3. 积滞严重时应暂停喂食，病情改善后饮食应逐步恢复，平素饮食中可加入食疗方，以健脾消食、化积滞。

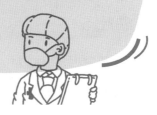

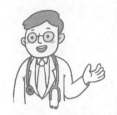

呕吐伤脑筋，
推拿来帮您

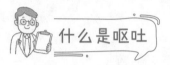

什么是呕吐

呕吐在孩子的成长过程中不可避免，总会出现几次。对于小月龄的婴儿，我们需要鉴别呕吐和溢奶。溢奶多见于1岁内婴儿，是指已经进入胃中的奶水少量反流到口腔中，经常伴随着打嗝。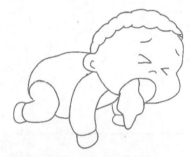呕吐指胃内容物强有力地由口腔吐出，无明显年龄限制，夏季多发，主要因乳食积滞引起。

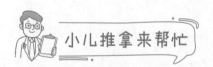

小儿推拿来帮忙

推拿治疗呕吐优势明显，疗效佳、效果快，但若长时间出现呕吐，脾胃之气受损，则可出现气血亏损之象，应及时就医。

热吐

小儿常因进食过量、种类过多、进餐速度过快或食物不易消化，导致食物积聚胃中，阻塞三焦，气机升降失常，胃气上逆而出现呕吐，呕吐物多酸腐气味重，伴食欲减退、口臭、腹部胀满，呕吐后好转，可伴大便干结或稀溏，气味臭秽或酸臭。具体推拿手法操作如下。

清胃经

位置　手掌掌侧，拇指下的掌骨（大鱼际处）。

操作　用拇指侧端大鱼际外侧缘从掌根推到拇指根部，推200次。

功效　清胃、降逆。

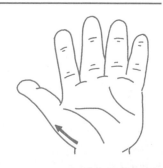

清大肠经

位置　食指桡侧缘，自指尖至虎口成一直线。

操作　拇指侧面或指腹着力，由指根向指端方向直推，称"清大肠经"，推300次。

功效　清利肠腑、除湿热、导积滞。

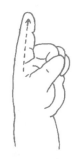

清板门

位置　手掌大鱼际中部。

操作　拇指指腹由掌心侧推向桡侧（拇指侧），推500次。

功效　消食、化积滞、止呕吐。

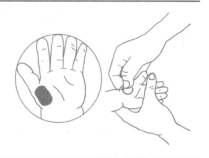

顺运内八卦

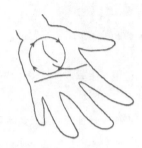

位置 手掌面，以掌心为圆心，以圆心至中指根横纹的2/3处为半径的圆圈上。

操作 用拇指指端顺时针做环形移动，称顺运内八卦，运100次。

功效 宽胸理气、止咳化痰、运行气血。

揉内关

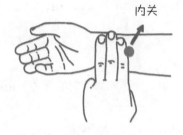

内关

位置 手臂内侧，腕横纹中点上2寸处。

操作 用拇指指腹按揉，揉300次。

功效 理气止痛、降逆止呕、安神宁心。

揉中脘

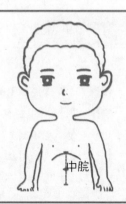

中脘

位置 上腹部，前正中线上，肚脐正上4寸处。

操作 用掌心、掌根或指腹作用于中脘穴上按揉，揉100次。

功效 理气化积、导滞、降逆止呕。

推天柱骨

位置　颈后发际正中至大椎穴成一直
线。

操作　食指、中指指腹着力，沿颈后
发际正中至大椎由上至下方
向直推，至皮肤微红即可，称
"推天柱骨"，推300次。

功效　降逆止呕、清热、解表、疏风
散寒。

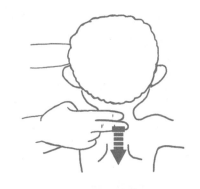

寒吐

寒吐患儿发病前有受寒史或饮冷史，突然发病，呕吐物稀
薄、清冷，胃脘部清冷，喜温喜暖，部分患儿伴有外感症状。

补脾经

位置　拇指桡侧自指尖至指根。

操作　拇指屈曲，循拇指桡侧边缘自指
尖向指根方向直推，推300次。

功效　健脾开胃、消食化积。

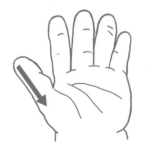

揉一窝风

位置　手背腕横纹正中凹陷处。

操作　大拇指或中指的指腹做轻柔和缓的按揉，揉200次。

功效　疏风散寒、止痛。对感受寒邪引起的病症均有调节作用。

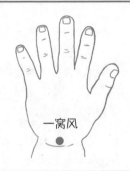

一窝风

揉板门

位置　手掌大鱼际中部。

操作　用拇指指端顺时针或逆时针方向揉，称揉板门或运板门，揉300次。

功效　健脾和胃、消食化滞。

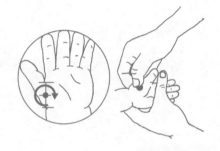

推天柱骨

位置　颈后发际正中至大椎穴成一直线。

操作　食指、中指指腹着力，沿颈后发际正中至大椎由上至下方向直推，至皮肤微红即可，称"推天柱骨"，推200次。

功效　降逆止呕、清热、解表、疏风散寒。

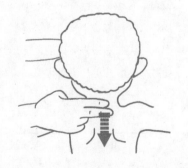

揉中脘

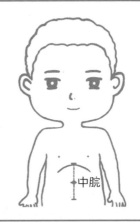

位置 上腹部，前正中线上，肚脐正上4寸处。

操作 用掌心、掌根或指腹作用于中脘穴上按揉，揉100次。

功效 理气化积、导滞、降逆止呕。

中脘

温馨提示

1．如果孩子出现了呕吐，建议让他趴着睡，或者尽可能侧躺，以防呕吐物被误吸到上呼吸道和肺部。

2．在呕吐发病的最初24小时内，应该让孩子禁食固体食物。

3．如果孩子呕吐次数较多，应该鼓励孩子喝适量的电解质溶液，以防体液大量丢失，造成电解质紊乱。

4．密切关注孩子的身体状况，若症状持续加重，得不到改善，请及时到医院就诊。

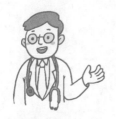

汗出止不住，
推拿可消停

什么是小儿汗证

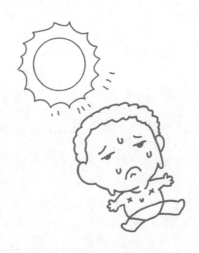

　　小儿汗证是指在安静的状态下，小儿局部乃至全身出汗过多为主的病证，严重的可能出现大汗淋漓如水状。本病多发生在5岁左右，分为盗汗、自汗，小儿睡后汗自出，醒后汗止为盗汗，不分寤寐无故汗出者，为自汗。汗出过多不仅损伤津液，而且汗孔常开，易致外邪侵袭，反复感冒，影响小儿身体健康及生长发育，需各位家长重视。

小儿推拿来帮忙

揉太阳

位置　眉后凹陷处。

操作　用食指或中指指腹于太阳穴处揉
　　　动，揉50次。

功效　疏风解表、开窍醒神、发汗。

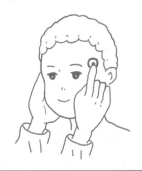

补肺经

位置　无名指指面，由指尖至指根成一
　　　直线。

操作　指腹着力，由指尖向指根直推，
　　　称"补肺经"，推300次。

功效　补肺气，固表止汗、利尿。

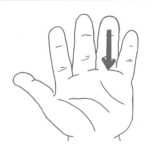

掐揉肾顶

位置　小指指尖。

操作　用拇指指腹或指甲掐揉，每掐1
　　　次揉3次，掐300次。

功效　固表止汗、补益、收敛元气。

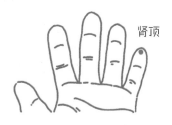

肾顶

补肾经

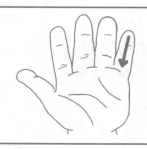

位置 手掌面，小指自指尖至指根连一直线即是。

操作 沿指尖至指根向心直推，推500次。

功效 滋阴补肾、补虚、纳气。

捏脊

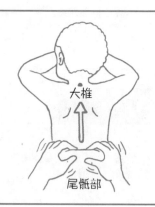

大椎

尾骶部

位置 大椎至尾骶成一直线。

操作 两手拇指、食指和中指相对，沿脊柱两旁，由尾骶部向大椎方向捏起皮肤，交替捻动向前推进5~7次。

功效 调阴阳、理气血、和脏腑、通经络、培元气。

温馨提示

1. 孩子汗出后应及时擦拭并注意避风寒。

2. 如孩子出汗较多，应及时补充水液，果汁亦可，还应及时补充维生素和电解质。

3. 日常衣物及被褥应及时更换，尽量使孩子的皮肤褶皱处保持干燥，以免引发其他皮肤感染。

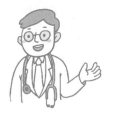

尿床事不小，
治疗是王道

什么是小儿遗尿症

小儿遗尿症又叫尿床，是指5周岁以上孩子夜间不能从睡眠中醒来而发生的无意识排尿，这种情况持续3个月以上才能确诊本病。如果孩子还小，家长即使发现有这种情况也不必恐慌，一般情况下，小儿在 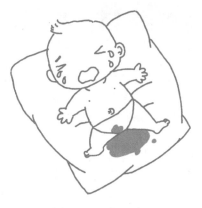 2～3岁才开始学习控制夜间排尿，偶尔尿床属于正常现象。

研究显示，遗尿症的孩子睡眠潜伏期长，睡眠紊乱，导致白天疲倦、注意力不集中。

小儿推拿治疗小儿遗尿症

小儿推拿治疗遗尿疗效良好，手法可参考处方如下。

补肾经

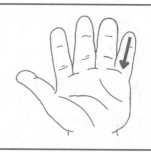

位置 手掌面，小指自指尖至指根连一直线
即是。

操作 沿指尖至指根向心直推，推500次。

功效 滋阴补肾、补虚、纳气。

揉外劳宫

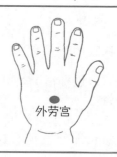

外劳宫

位置 手背部，与内劳宫相对处。

操作 用拇指或食指指腹点揉，揉300次。

功效 温中散寒、提升阳气。

推三关

位置 前臂桡侧，阳池至曲池成一直线。

操作 用拇指桡侧面或食指、中指并拢用指腹向心推，称"推三关"，或
称"推上三关"，推100次。

功效 温补。可治疗一切寒证。治疗本病时取其透发之效。

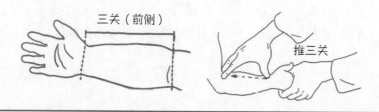

三关（前侧）　　　　　推三关

逆摩丹田

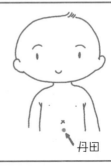

丹田

位置 下腹部，肚脐下2.5寸。

操作 用单手或双手掌心于小腹部逆时针按揉，揉500次。

功效 温补、泌别清浊。

擦八髎

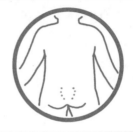

位置 骶部。

操作 用手掌快速往返摩擦，使之发热，摩500次。

功效 温煦下焦、调节肠道。

温馨提示

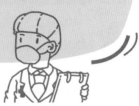

1. 晚饭过后应严格控制孩子的摄水量，睡前排尿。

2. 可借助遗尿报警器观察孩子夜间排尿时间规律，于排尿前30~60分钟叫醒孩子让其排尿。

3. 白天可让孩子练习憋尿，时间自行掌控，但应逐渐延长憋尿时间。

4. 尿床后不要责骂孩子，以免给孩子造成心理压力。

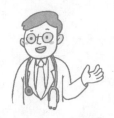

宝宝体质差，就来找推拿

易感儿推拿法

　　易感儿保健推拿法主要针对改善小儿因免疫力低而经常导致反复呼吸道感染问题，具体手法如下。

补肺经

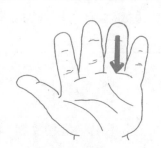

位置 无名指指面，由指尖至指根成一直线。

操作 指腹着力，由指尖向指根直推，称"补肺经"，推300次。

功效 补肺气，固表止汗、利尿。

补脾经

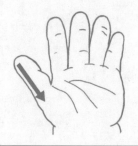

位置 拇指桡侧自指尖至指根。

操作 拇指屈曲，循拇指桡侧边缘自指尖向指根方向直推，推300次。

功效 健脾开胃、消食化积。

摩中脘

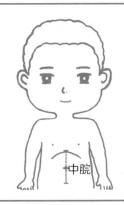

位置　上腹部，于正中线上，肚脐正上
4寸处。

操作　用掌心于穴位上轻摩，摩500次。

功效　理气化积、导滞、降逆止呕。

揉足三里

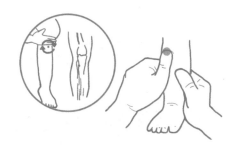

位置　膝盖外下方凹陷（外膝
眼）处下3寸，胫骨前
棘外一横指处。

操作　用拇指指腹按揉，揉
300次。

功效　健脾和胃、调中理气。
为人体第一保健穴位。

捏脊

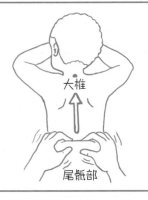

位置　大椎至尾骶成一直线。

操作　两手拇指、食指和中指相对，沿
脊柱两旁，由尾骶部向大椎方向
捏起皮肤，交替捻动向前推进
5～7次。

功效　调阴阳，理气血，和脏腑，通经
络，培元气。

揉肺俞

位置　后背部，第3胸椎棘突下，旁开1.5寸，左右各1穴。

操作　用双手拇指指腹按揉，揉300次，以局部潮红为佳。

功效　理气化痰、止咳平喘。为治疗肺脏疾患的要穴。

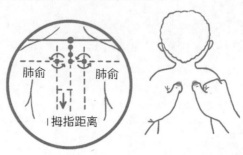

日常调护：

1. 避免让孩子剧烈运动。

2. 孩子汗出后及时擦拭，切忌吹风。

 病后恢复推拿法（外感发热后）

由于小儿脏腑气血未充而柔弱，所以即便病邪已去，所损耗的精气一时无法恢复，针对这种情况可采用以下推拿手法。

分手阴阳

位置　手腕部横纹处，拇指侧为阳池，小指侧为阴池。

操作　用两手拇指指腹同时向阴池、阳池分推，推100次。

功效　调和阴阳、运行周身气血。

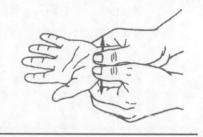

补脾经

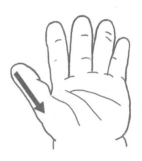

位置 拇指桡侧自指尖至指根。

操作 拇指屈曲,循拇指桡侧边缘自指尖
向指根方向直推,推300次。

功效 健脾开胃、消食化积。

掐揉肾顶

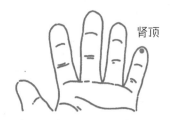

肾顶

位置 小指指尖。

操作 用拇指指腹或指甲掐揉,每掐
1次揉3次,掐300次。

功效 固表止汗、补益、收敛元气。

揉涌泉

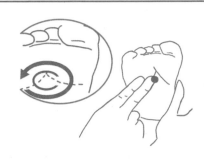

位置 足底前1/3处。

操作 用拇指指腹轻柔和缓地揉动,
揉200次。

功效 引火归原、补肾、壮骨。

推脊（脊柱）

位置 从尾骶部龟尾至大椎成一直线。

操作 食指中指并行或用掌根，贴于脊柱上，从上往下直线推动。

功效 调阴阳、理气血、通经络、清热、降气。

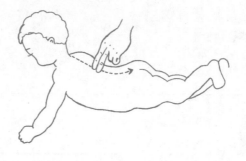

日常调护：

1. 清淡饮食，宜让孩子进食易消化的食物，循序渐进添加高能量、高蛋白食物。

2. 可让孩子适当运动，增强体质。

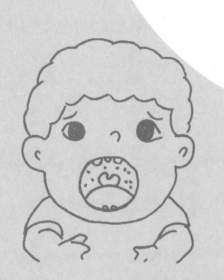

附录

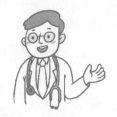

小儿推拿常用手法

小儿推拿操作通常是指给6周岁以内的小儿进行推拿治疗的操作，年龄越小疗效越好。小儿的生理病理特点决定了小儿推拿的操作需要轻快柔和、平稳着实。我们在推拿过程中，经常会使用一些介质，如淀粉、薄荷汁、冬青膏等，它们可以起到润滑的作用，还可以防止擦破皮肤，有助于提高疗效。小儿推拿操作的种类较少，我们主要给大家介绍推、揉、按、摩、掐、捏、运、捣、拿、擦、搓、捻、刮、摇、拍、按揉、揉捏17种常用的操作。

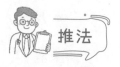
推法

拇指或食指、中指的指腹着力，贴附在孩子需要治疗的穴位或部位上，做直线或环旋移动，称为推法。推法可以分为直推法、旋推法、分推法、合推法。

操作方法

直推法：一只手固定孩子的肢体，使被作用的部位或穴位向上；用另一只手拇指的指腹或侧面，或者用食指、中指的指腹做直线性推动。

114

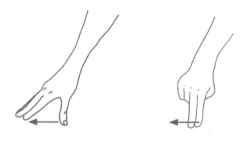

旋推法：拇指的指腹贴附在穴位上，做顺时针或逆时针方向的环旋移动。

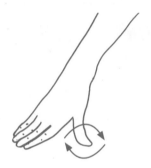

分推法：双手拇指的指腹或侧面贴附在孩子需要治疗的穴位上，从穴位的中间向两旁做直线或弧线的推动。

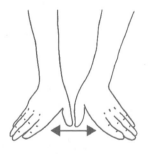

合推法：双手拇指的指腹贴附在孩子需要治疗的穴位的两旁，从两旁向中间做直线或弧线推动。

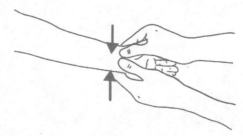

注意事项

（1）操作时不可以推破皮肤，一般需要用介质（如淀粉等）。

（2）根据操作部位的不同，操作的方向、轻重、快慢也会不同，以达到更好的疗效。

适用部位

（1）直推法适用于线状穴位，多应用于头面部、四肢、脊柱。

（2）旋推法主要用于手部穴位及面状穴位。

（3）分推法适用于头面部、胸腹部、腕、掌及肩胛等处。

（4）合推法适用于头面部、胸腹部、腕、掌。

操作方法

拇指或中指的指腹或者指端（根据治疗部位的不同，也可以选择用食指、中指、无名指的指腹，或用大鱼际或者掌根）贴附在孩子需要治疗的穴位上，做轻柔和缓的顺时针或者逆时针方向的环旋揉动，称为揉法。

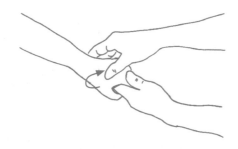

🫙 注意事项

揉法在操作时，着力部分不能与孩子的皮肤发生摩擦运动，也不能用力向下压，防止孩子产生疼痛或不适感。

🫙 适用部位

拇指与中指揉法适用于全身各部位的穴位；食指、中指双指揉法适用于肺俞、脾俞、胃俞、肾俞、天枢等穴位；鱼际揉法适用于头面部、胸腹部、胁肋部、四肢部的穴位。

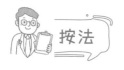

🫙 操作方法

拇指或中指的指端或指腹着力，或掌面（掌根）着力，贴附在孩子需要治疗的穴位或部位上，垂直用力，向下按压，持续一定的时间，然后放松，再逐渐用力向下按压，如此一压一放反复操作，称为按法。

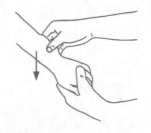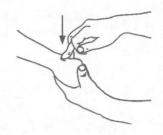

（1）操作时，不要用力过快、过重，以免造成伤害。

（2）按法结束时，不要突然撤力，而应逐渐减轻按压的力量。

适用部位

指按法适用于全身各部的经络和穴位；掌按法适用于面积大而又较为平坦的部位，如胸腹部、腰背部等处。

操作方法

食指、中指、无名指、小指的指腹或掌面着力，贴附在孩子需要治疗的穴位或部位上，做顺时针或逆时针方向的环形摩动，称为摩法。

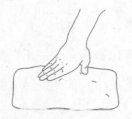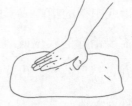

注意事项

操作时，手指或掌面需要与操作部位紧密贴合，用力要匀和、缓慢。

适用部位

摩法主要适用于胸腹部。

操作方法

用拇指指甲掐孩子需要治疗的穴位或部位，称为掐法。

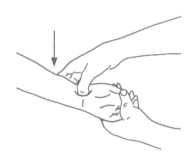

注意事项

掐法是强刺激操作，不宜反复、长时间进行，更不能掐破皮肤。掐法经常和揉法配合使用，以缓和刺激，减轻局部的疼痛或不适感。

适用部位

主要适用于头面部和手足的穴位。

操作方法

用两只手拇指的指腹或者侧面，食指、中指或四指的指腹，夹住孩子的肌肤或肢体，相对用力挤压，并一紧一松逐渐移动，称为捏法。

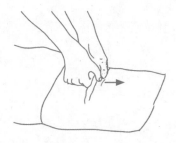
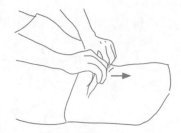

注意事项

（1）捏时应为指腹着力，不能以指端挤捏，更不能将肌肤拧转，或用指甲掐压肌肤，否则会产生疼痛或不适感。

（2）捏拿肌肤应适度，捏拿的肌肤过多，则不易向前推进，过少则易滑脱。

挤压向前推进移动时，需做直线移动，不可以歪斜。

适用部位

主要适用部位是脊柱。

操作方法

用拇指或食指、中指的指腹在操作部位做环形或弧形移动，称为运法。

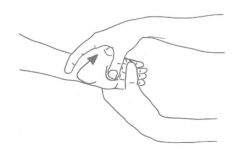

注意事项

操作时一般要配合使用润滑剂，以保护孩子的皮肤。

适用部位

多用于弧线形穴位或圆形面状穴位。

操作方法

中指指端或食指、中指屈曲的指间关节着力，有节奏地叩击穴位的方法，称为捣法。

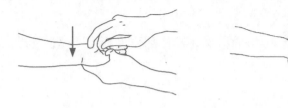

注意事项

（1）捣击时不要过于用力。

（2）操作前要将指甲修剪至圆钝、平整，以免损伤孩子的肌肤。

适用部位

适用于小天心及承浆。

操作方法

用单手或双手的拇指与食指、中指的指腹，相对夹捏住某一部位或穴位处，逐渐用力内收，并做一紧一松的拿捏动作，称为拿法。

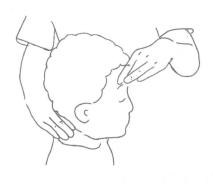

注意事项

（1）操作不能用指端与指甲。

（2）操作时不可突然用力或使用暴力，更不能拿住不放。

适用部位

主要适用于颈项、肩部、腹部、四肢。

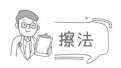

擦法

操作方法

指腹、手掌面、大鱼际或小鱼际贴附在孩子需要治疗的穴位或部位，稍用力向下压，做上下或左右方向的直线往返摩擦运动，称为擦法。

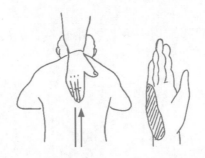

🔖 注意事项

（1）操作时一般要配合使用润滑剂，以保护孩子的皮肤。

（2）用擦法操作过的部位不可以再使用其他操作，以免使孩子产生疼痛或不适感。

🔖 适用部位

掌擦法多用于肩背部、胸部；大鱼际擦法多用于四肢、肩部；指擦法多用于头面、四肢。

🔖 操作方法

双手的掌面对称用力，夹持住孩子的肢体部位，交替或同时相对用力来回搓揉，并同时做上下往返移动，称为搓法。

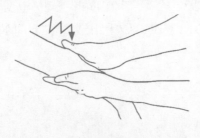

📋 注意事项

操作时，不要用生硬粗暴的蛮力，以免搓伤孩子的皮肤和筋脉。

📋 适用部位

主要适用于四肢和胁肋部。

📋 操作方法

拇指、食指指腹相对用力，夹捏住孩子需要治疗的部位，稍用力做往返捻动，称为捻法。

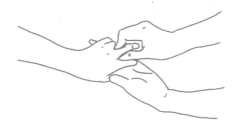

📋 注意事项

着力部位的皮肤与孩子被捻部位的皮肤不可以发生摩擦运动，防止孩子产生疼痛或不适感。

📋 适用部位

主要适用于手指、足趾小关节部，以疏通气血。

操作方法

用手指或器具的光滑边缘蘸液体润滑剂后直接在孩子需要治疗部位的皮肤上做单方向的直线刮动，称为刮法。

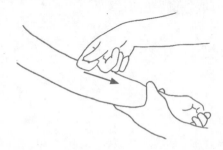

注意事项

（1）操作前要注意使用的器具是否干净、光滑、圆钝，避免刮破孩子的皮肤。

（2）不可过度用力，要随时观察孩子的表情和状态。

适用部位

主要适用于眉心、颈项、胸背部、肘膝凹侧。

操作方法

一只手托握住孩子需摇动关节的上端肢体，用另一只手握住孩子需摇动关节的下端肢体，做缓和的顺时针或逆时针方向的环形旋转运动，称为摇法。

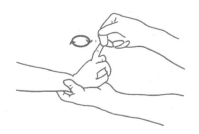

注意事项

（1）操作时，力量要由轻到重，不宜使用暴力。

（2）摇动的速度不可过快，幅度不宜过大，要在孩子能承受的范围之内，随时观察孩子的反应。

适用部位

适用于肩、肘、腕部关节及膝关节。

操作方法

用虚掌拍打孩子需要治疗的部位或穴位，称为拍法。

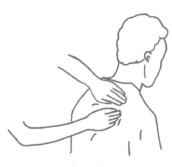

🧴 动作要领

（1）操作时肩肘放松，掌心空虚，手腕灵活，用力平稳、轻巧而有弹性。

（2）拍打次数以孩子皮肤出现微红充血、舒适为度。

🧴 注意事项

操作过程中不可以抽打皮肤。

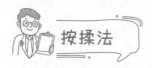

将按法与揉法结合应用的操作，称为按揉法。

🧴 操作方法

拇指或中指指腹、掌根部着力，贴附于孩子需要治疗的穴位或部位上，进行有节律的按揉。

🧴 注意事项

操作时注意节奏，不可以过快或过慢。

🧴 适用部位

适用于全身各部位。

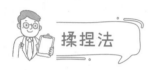 揉捏法

　　将揉法与捏法的动作结合运用，称为揉捏法。

操作方法

　　拇指外展，其余四指并拢，将手掌平放紧贴在治疗部位上，拇指与其余四指紧贴在治疗部位的两旁或肢体的两侧，然后拇指与掌根部做揉的动作，其余四指做捏的动作，有节律地揉捏。

注意事项

　　操作不可以忽快忽慢，不宜间断或跳跃。

适用部位

　　适用于颈项、肩背部、四肢。

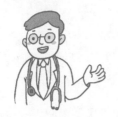

小儿推拿常用穴位

"头头是道"——头面部穴位

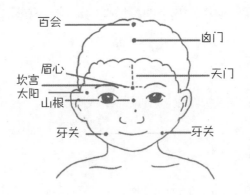

①天门（额天门，攒竹）

位置：前额部，自眉心至前发际连一直线即是。

操作：直推法，自眉心推向前发际，称开天门。

功效：醒脑、开窍、安神、止惊、解表。

主治：发热、头痛、感冒、眼疲劳、精神萎靡、夜啼。

②坎宫（眉弓）

位置：自眉头至眉尾连一直线即是。

操作：直推法，沿眉弓自眉头推向眉尾，称推坎宫。

功效：清热、明目、止惊、解表、安神。

主治：发热、感冒、头痛、惊风、目赤肿痛、夜啼。

③ 眉心

位置：两眉连线的中点，相当于成人印堂穴。

操作：用指腹按揉。

功效：宁心安神、止抽搐、通鼻窍。

主治：惊风、抽搐、目赤肿痛、斜视、夜啼、鼻塞、流涕。

④ 山根（山风）

位置：鼻根部，眉心穴下方。

操作：用指腹按揉。

功效：安神、明目、通鼻窍。望诊的重要部分。

主治：惊风、抽搐、鼻塞、流涕。

⑤ 牙关

位置：下颌关节处，相当于成人下关穴。

操作：用指腹按揉。

功效：疏利牙关、止流涎。

主治：口噤、齿痛、面瘫。

⑥ 太阳（额阴阳、太阴）

位置：同成人太阳，右侧太阳称太阴，与左侧太阳一起合称阴阳（额阴阳）。

操作：用指腹点按或环揉。

功效：醒脑提神、止头痛、疏风解表。

主治：感冒、头痛、汗闭或多汗、惊风、目赤肿痛、斜视、发热。

⑦ 耳后高骨（耳背高骨）

位置：两耳侧乳突下凹陷处。

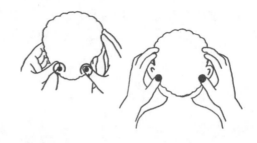

操作：用指腹按揉。

功效：疏风解表、清热、头项部局部止痛。

主治：感冒、头痛、惊风、发热、头项部疼痛。

 "按手回春"——上肢穴位

① 脾经

位置：手部，拇指桡侧自指尖至指根连一直线即是。

操作：直推法，用指腹在拇指侧缘做向心性直推。

功效：健脾和胃、化痰湿。

主治：腹泻、腹胀、乳食不化、身体虚弱、疳积、黄疸、厌食、积滞。

② 肝经

位置：手掌面，食指指尖至指根连一直线即是。

操作：直推法，用指腹自指根向指尖做离心性直推。

功效：疏肝解郁、除烦、泻火、理气宽胸、止痉。

主治：惊风、目赤肿痛、烦躁不安、叹气。

③ 心经

位置：手掌部，中指指根至指尖连一直线即是。

操作：直推法，用指腹自指根向指尖做离心性直推。

功效：清心泻热。

主治：发热、神昏、惊风、小便赤热不利、口疮、烦躁不安。

④ 肺经

位置：手掌部，无名指指根至指尖连一直线即是。

操作：直推法，用指腹自指根向指尖做离心性直推为清肺经，以指腹自指尖向指根做向心性直推为补肺经。

功效：清肺利咽、理气止咳。

主治：感冒、咳喘、发热（清肺经）、虚汗、脱肛（补肺经）。

⑤ 肾经

位置：手掌部，小指指端至指根连一直线即是。

操作：直推法，用指腹自指根向指尖做离心性直推。

功效：补肾止遗、纳气平喘、培补元气。

主治：遗尿、大便无力、先天不足、久病体虚、咳喘日久。

⑥ 胃经

位置：手掌部，拇指近端指节掌面桡侧缘。

操作：直推法，用指腹做离心性直推。

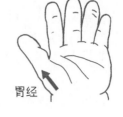

功效：降逆止呕、清热、除烦躁。

主治：呕吐、呃逆、积滞、口臭、消谷善饥、牙痛。

⑦ 大肠经

位置：手掌部，食指桡侧缘指根至指尖。

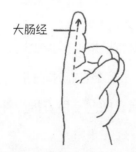

操作：直推法，做离心性直推为清大肠经，做向心性直推为补大肠经。

功效：通调肠道。

主治：泄泻、痢疾、咳喘日久（补大肠经）；腹胀、便秘、发热、积滞（清大肠经）。

⑧ 小肠经

位置：手掌部，小指尺侧缘指根至指尖连一直线即是。

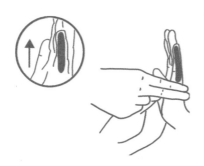

操作：直推法，食指、中指并拢由指根往指尖方向做离心性直推。

功效：清热利尿、泌别清浊。

主治：心火旺盛、泄泻、尿闭。

⑨ 板门

位置：手掌部，手掌大鱼际中点处。

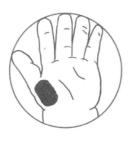

操作：揉、运、推（由板门推向横纹——止吐；由横纹推向板门——止泻）。

功效：消食化滞、通调气机。

主治：腹胀、呕吐、泄泻、食欲不振。

(10) 手阴阳

位置：腕掌侧横纹，大横纹中点（对中指处），总筋大横纹尺侧端为阴池，桡侧端为阳池，阴池和阳池合称为手阴阳。

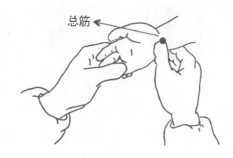

总筋

操作：分推法，用两拇指指腹自总筋向两旁分推。

功效：平衡阴阳、调和气血。

主治：寒热往来、夜啼、四肢抽搐。

(11) 内劳宫

位置：即成人劳宫穴，第3、第4掌骨间，握拳时中指、无名指尖之间（握拳时中指指尖处）。

劳宫

操作：用指腹或指尖掐、揉。

功效：清热泻火、凉血除烦。

主治：发热、烦渴、口疮、齿龈糜烂、夜啼、抽搐。

(12) 内八卦

位置：内八卦是环绕掌心周围的八个穴位的总称。一般左手取穴，近第3掌骨小头处（即中指指根下方）为离，按顺时针方向排列，依次为离、坤、兑、乾、坎、艮、震、巽。

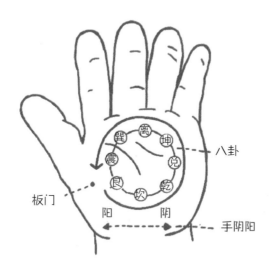

操作：运法，分顺运、逆运。

功效：理气化痰、运行气血。

主治：咳嗽、痰鸣、胸闷、食积、便秘（顺运内八卦）、呕吐（逆运内八卦）。

(13) 小横纹

位置：手掌面，食指、中指、无名指、小指掌指关节横纹处。

操作：掐法，每掐1次揉3次；推法，用拇指侧端做往返推。

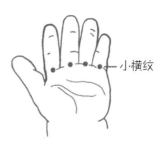

功效：清热、消积、止咳、化痰。

主治：口疮、咳嗽痰多、发热。

14 四横纹

位置：手掌面，食指、中指、无名指与小指的近指间关节横纹处。

操作：掐法，每掐1次揉3次；推法，用拇指侧端做往返推。

功效：化积、消胀。

主治：腹胀、腹痛、厌食、咳嗽痰多、积滞。

15 三关

位置：前臂部，自腕部阳池至肘部曲池连一直线即是。

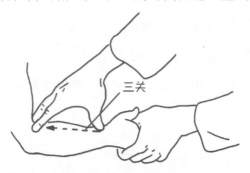

操作：直推法，用指腹做向心性直推。

功效：固本培元、温中止泻、疏风散寒。

主治：常用于虚证、寒证的治疗，如风寒外感、头痛、腹痛、泄泻、痢疾、麻疹透发不畅、疳积、体弱多病。

16 六腑

位置：前臂部，尺侧缘，自尺骨鹰嘴至阴池穴连一直线即是。

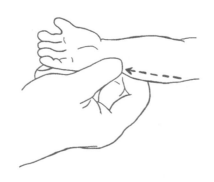

操作：直推法，用指腹做离心性直推。

功效：通腹、泻热。

主治：常用于热证、实证的治疗，如发热、便秘、神昏谵语、咽喉肿痛、惊风。

(17) 天河水

位置：前臂部，掌侧正中线，自总筋至曲泽穴连一直线即是。

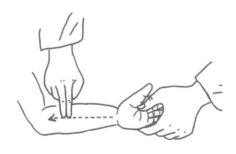

操作：直推法，用指腹做向心性直推。

功效：清热泻火、除烦、凉血利尿。

主治：常用于治疗诸热证，如高热、口渴咽干、口舌生疮、外感发热。

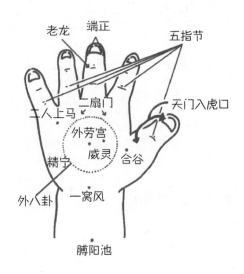

老龙　端正　五指节
二扇门
二人上马　天门入虎口
外劳宫
精宁　威灵　合谷
外八卦　一窝风
膊阳池

(18) 外劳宫

位置：手掌背面，与掌心内劳宫相对。

操作：用指腹或指尖掐、揉。

功效：升阳举陷、疏风散寒。

主治：感冒、流涕、腹胀、腹痛、泄泻 。

(19) 外八卦

位置：手掌背面，与内八卦相对。

操作：用指腹或指尖掐、揉。

功效：理气、宽胸、散结。

主治：胸闷、腹胀、便秘。

(20) 五指节

位置：手掌背部，拇指、食指、中指、无名指、小指的中节，关节背面横纹即是。

操作：掐法、揉法，每掐1次揉3次。

功效：镇惊安神、化痰、疏利关节。

主治：惊风、吐涎、惊惕不安、咳嗽多痰。

（21）老龙

位置：手掌背部，指甲背中点1分处。

操作：掐法，用指甲掐。

功效：开窍、醒神。

主治：惊风、抽搐、昏厥。

（22）十王

位置：手部，十指指尖取穴或于十指指甲侧面取穴。

操作：掐法，用指甲掐。

功效：清热开窍、醒神。

主治：高热、神昏、惊风、抽搐。

（23）端正

位置：中指指端，桡侧指甲角旁为左端正，尺侧指甲角旁为右端正。

操作：掐法，用拇指、食指指甲掐。

功效：止呕、止泻。

主治：左端正止泄泻，掐右端正止呕吐，捏右端正止鼻出血。

㉔ 精宁

位置：手背第4、第5掌骨间，掌指关节后5分。

操作：掐法，用拇指、食指指甲掐揉。

功效：镇静安神、化痰止咳。

主治：气吼痰喘、干呕、噎膈、痞积。

㉕ 威灵

位置：手背部，手背外劳宫穴的桡侧，第2、第3掌骨歧缝间。

操作：掐法，用拇指、食指指甲尖掐揉。

功效：开窍醒神、定惊、止抽搐。

主治：惊风、暴卒。

㉖ 一窝风

位置：手背部，腕背侧横纹正中凹陷处。

操作：揉法，用拇指指腹按揉。

功效：温中行气、祛风散寒、止痛。

主治：外感风寒引起的感冒、头痛、腹痛、寒疝、腹泻、关节痹痛等。

㉗ 膊阳池

位置：前臂部，背侧正中，横纹上3寸处。

操作：揉法，用拇指、食指指腹按揉。

功效：通利大肠、利尿。

主治：便秘、尿赤、积滞、头痛。

28 二扇门

位置：手背部，第3掌骨小头两侧各1穴。

操作：掐、揉法，用双手拇指指腹或指尖掐揉，每掐1次揉3次。

功效：发汗解表、止惊风。

主治：惊风抽搐、身热无汗。

和气于前——胸腹部穴位

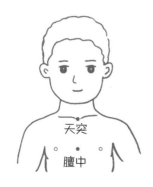

天突

膻中

1 天突

位置：胸前部，胸骨切迹上缘凹陷正中。

操作：按揉法或对称挤捏法，用中指指端或双手拇指、食指对称挤捏。

功效：理气化痰、止呕。

主治：胸部气机不利，包括喘咳、呕吐、咽痛。

② 膻中

位置：胸前部，两乳头连线中点，胸骨正中，平第4肋间隙。

操作：按揉法，用指腹或掌根按揉。

功效：止咳化痰、平喘、宽胸理气。

主治：气机不利，包括呃逆、呕吐、叹气症；肺气不降症状，包括痰鸣、哮喘、咳嗽。

③ 中脘

位置：剑突与肚脐连线中点，脐上4寸。

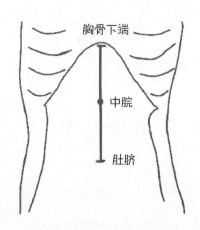

操作：按揉法，用指端或掌根按揉。

功效：养胃和中，消疳积。

主治：脾胃症状包括腹泻、呕吐、厌食、疳积。

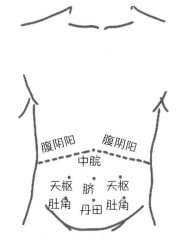

④ 腹

位置：整个腹部。

操作：分推法，用拇指或掌或四指分推阴阳，即从中间向两旁分推，自剑突推到耻骨联合。或行摩法，顺时针为泻，逆时针为补。

功效：运腹消痞。

主治：腹泻、呕吐、厌食、疳积、便秘。

⑤ 天枢

位置：肚脐旁开2寸。

操作：用食指、中指行揉法。

功效：调理大肠功能，通便。

主治：腹痛、腹泻、便秘。

⑥ 丹田

位置：肚脐下2.5寸。

操作：揉法、摩法，用全掌揉或摩动。

功效：温补下元。

主治：遗尿、尿潴留、脱肛、腹泻。

⑦ 肚角

位置：肚脐下2寸，石门旁开2寸大筋处。

操作：拿法，用拇指、食指、中指拿捏。

功效：止腹痛。

主治：伤食腹痛、腹部受凉、腹泻、便秘。

 诸阳之背——腰背部穴位

① 大椎

位置：第7颈椎（低头时颈部最高突出点）与第1胸椎棘突之间。

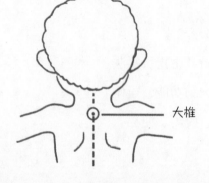

大椎

操作：用拇指、中指指端行揉法。

功效：清热解表。

主治：外感症状，包括发热、咳嗽；项部病症，如项强。

② 肩井（膊井）

位置：在大椎与肩峰连线之中点，肩部筋肉处。

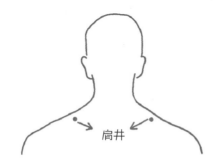

操作：拿法，用拇指与食指、中指用力提捏。

功效：解表发汗。

主治：外感表证，包括发热、恶寒；上肢、肩背症状，包括上肢抬举不利、肩背不适。

③ 肺俞

位置：第3颈椎棘突下，旁开1.5寸。

操作：用拇指指端或食指、中指二指指端行揉法。

功效：补虚止损清肺。

主治：肺部病症，包括咳嗽、气喘、胸闷；外感症状包括发热、咽痛。

④ 脾俞

位置：第11胸椎棘突下，旁开1.5寸。

操作：以食指、中指指端行揉法。

功效：运化渗湿和胃。

主治：呕吐、腹泻、疳积、食欲缺乏、水肿、四肢乏力、咳嗽。

⑤ 肾俞

位置：第2腰椎棘突下，旁开1.5寸。

操作：用食指、中指指端行揉法。

功效：温煦下元。

主治：下元虚寒，包括腹泻、腹痛、遗尿；下肢不适症状，包括下肢痿软。

⑥ 脊柱

位置：大椎至长强成一直线。

操作：用拇指、食指行捏法，每捏3次提1次。

功效：强身健体，调体态。

主治：全身症状包括发热、惊风、癫痫、疳积、腹泻；脊柱侧弯等病变。

⑦ 七节骨

位置：第4腰椎棘突至尾椎骨骨端（长强穴）成一直线。

操作：用拇指桡侧或食指、中指指腹行推法，根据情况使用上七节骨法（自下而上推）或下七节骨法（自上而下推）。

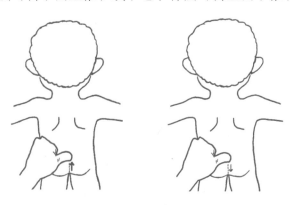

功效：双向调节温与泻。

主治：脱肛、便秘、腹泻（上七节骨法温阳止泻、下七节骨法泻热通便）。

⑧ 龟尾

位置：尾椎骨骨端。

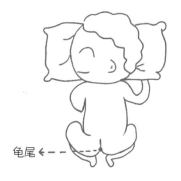

操作：用拇指或中指指端使用揉法。

功效：调督脉。

主治：遗尿、脱肛、便秘、腹泻。

"拿足好戏" —— 下肢穴位

① 居髎

位置：髋部，髂前上棘与股骨大转子高点连线的中点处。

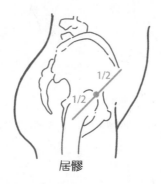

居髎

操作：点揉法或弹拨法。

功效：小儿疝气腹痛空。

主治：腰腿局部痹症、痿症，少腹痛，疝气。

② 环跳

位置：侧卧屈髋，当股骨大转子高点与骶管裂孔连线的外1/3与内2/3交点处。

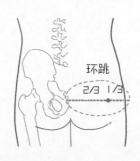

环跳

操作：用拇指使用点揉法或弹拨法。

功效：为治疗下肢无力第一穴。

主治：腰胯部局部痹症、下肢痿软、风疹。

③ 承扶

位置：臀横纹的中点。

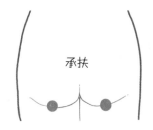

承扶

操作：用拇指行点揉法或弹拨法。

功效：强腰健股。

主治：腰、骶、臀、股局部痹症、痿症、痔疮。

④ 血海

位置：膝上内侧肌肉丰厚处。

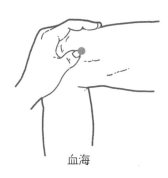

血海

操作：用拇指指端使用按揉法（按揉百虫），或用拇指和食指（或中指）对称提捏（拿百虫）。

功效：通行气血、透疹止痒。

主治：膝部局部痹症、瘾疹、风团等皮肤疾病。

⑤ 膝眼

位置：髌骨下缘，髌韧带内外侧凹陷中。

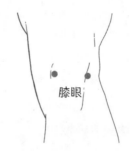

膝眼

操作：拇指指端着力，或用拇指、食指指端同时着力，稍用力按压一侧或内外两侧膝眼穴，称按膝眼。

功效：止痉息风、强下肢。

主治：下肢痿软无力、惊风抽搐、膝痛。

⑥ 足三里

位置：外膝眼下3寸，距胫骨前嵴约一横指处，当胫骨前肌上。

操作：拇指指端或指腹着力，稍用力按揉，称按揉足三里。

功效：万能保健穴。

主治：腹胀、腹痛、呕吐、泄泻、下肢痿软乏力。

⑦ 三阴交

位置：内踝高点直上3寸，当胫骨内侧面后缘处。

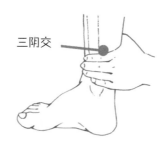

三阴交

操作：拇指或食指、中指的指腹着力，稍用力按揉，称按揉三阴交。

功效：清利肝、脾、肾。

主治：泌尿系统疾病、下肢痹痛、瘫痪、惊风、消化不良。

⑧ 涌泉

位置：在足掌心前1/3与后2/3交界处的凹陷中。

操作：拇指指腹面着力，稍用力在涌泉穴上揉，称揉涌泉。

功效：清热、除烦。

主治：虚热、五心烦热、烦躁不安、夜啼。

⑨ 委中

位置：腘横纹中点，股二头肌腱与半腱肌腱的中间。

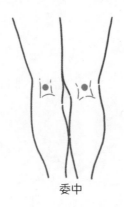

委中

操作：食指、中指的指端着力，稍用力在委中穴叩拨该处的筋腱，称拿委中。

功效：定惊、止抽、疏通经络。

主治：惊风抽搐。